优生优育
——生男生女好方法

庞保珍　编著

中医古籍出版社

图书在版编目（CIP）数据

优生优育：生男生女好方法/庞保珍编著 . —北京：中医古籍出版社，2016.4

ISBN 978 - 7 - 5152 - 1210 - 4

I. ①优… Ⅱ. ①庞… Ⅲ. ①优生优育 - 普及读的 Ⅳ. ①R169.1 - 49

中国版本图书馆 CIP 数据核字（2016）第 030095 号

优生优育——生男生女好方法

庞保珍　编著

责任编辑　梅　剑
封面设计　韩博玥
出版发行　中医古籍出版社
社　　址　北京东直门内南小街 16 号（100700）
印　　刷　三河市华东印刷有限公司
开　　本　710mm×1000mm　1/16
印　　张　15.25
字　　数　188 千字
版　　次　2016 年 4 月第 1 版　2016 年 4 月第 1 次印刷
印　　数　0001～5000 册
书　　号　ISBN 978 - 7 - 5152 - 1210 - 4
定　　价　28.00 元

作者简介

庞保珍，男，1958 年出生，山东省聊城市东昌府区人，著名不孕不育专家、山东省聊城市中医医院主任医师、世界中医药学会联合会养生专业委员会副会长、药膳食疗研究专业委员会常务理事、妇科专业委员会常务理事、男科专业委员会常务理事、国际中医男科学会副主席、中华中医药学会妇科分会委员、养生康复分会常务委员、生殖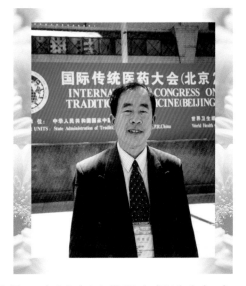医学分会常务委员、男科分会常务委员、中国中医药研究促进会妇产科与辅助生育分会常务委员、中国性学会中医性学专业委员会常务委员、山东中医药学会不孕不育专业委员会副主任委员、聊城市优秀中青年中医药人才、聊城市名中医药专家，精研于男科、妇科、性医学与养生，对不孕不育、性功能障碍、前列腺炎等妇科、男科病有精深的研究，尤其在诊治不孕不育方面有较高的学术造诣，特别在不孕不育中医外治法等研究领域成果丰富，诊治男、女生殖疾病的医学知识面广，理论功底深厚，临床经验丰富，主张用中医的思维诊治疾病。庞保珍对养生保健的研究取得了突出成就，自幼至今以读书、藏书为乐，博览群书，博采众长，尤其精研中医经典著作，特别是对《内经》、《伤寒论》有一定的研究。

作者师从多位名医，学验俱丰，独立完成与主编《不孕不育中医治疗学》、《不孕不育名方精选》、《性功能障碍防治精华》、《中西医临床生殖医学》、《男性健康之道》、《中医男科病证诊断与疗效评价标准》、《饮食养生之道》等专著 16 部，参编著作 3 部（副主编 1 部），发表中医论文 180 多篇。其治疗不孕症的论文已在美国 SCI 收入杂志发表，曾获国家级、地市级等优秀学术、科技成果奖 10 余项，获不孕症领域 2 项国家发明专利，名字与业绩已载入十余部国际和国内名医大词典中，被誉为"送子观音"、"养生大家"。

E – mail：pangbaozhen@ sina. com

手机：13606357986

微信公众号：庞保珍优生优育健康

长寿智慧讲坛

前 言

男女平等，生男生女都一样，只要孩子健康、聪明就是福，对家庭对社会都有利。因此，孩子既健康又聪明是最关键、最理想的。孕育一个健康聪明的孩子才是最重要的，我们提倡科学、自然的孕育。我们的一切努力，都是为了孩子的聪明和健康！

本书讨论的是怎样优生，对于有伴性遗传疾病家族史者，从优生的角度出发，生男孩好还是生女孩好，并在孕前如何通过科学自然的方法对优生优育进行有效的尝试。

首先，优生是我国人口政策的一项基本内容，应该大力宣传，加以倡导。在优生工作中，如何避免遗传疾病是非常重要的内容。在遗传疾病中，有很多的疾病存在性别规律，即所谓的伴性遗传。伴性遗传疾病中往往男性易发生，女性为隐性带病者。因此，对于有伴性遗传疾病家族史者，应关注生育性别的选择问题。科学家们经过实践发现，人工选择生男生女法可在一定程度上阻断遗传病的传递，这为那些深受遗传病困扰的人们提供了一个好消息，也为人类的优生事业做出了一份贡献。

其次，人们在生儿育女方面，不少人"生男孩"的意愿却过于偏执，甚至不惜代价，为了生个儿子而产生的家庭和社会问题，以及人为堕胎给女性造成的痛苦与伤害，都是有目共睹的，且这类情况极大地影响了人口质量，降低了整体优生水平。因此，我们反对怀孕后非医学指征进行人为堕胎，严禁非医学需要鉴定胎儿性别和非医学需要选择性别终止妊娠。

面对上述问题，我们介绍一些相关的医学知识，是可以缓解上述问题的，不仅可以减少女性的疾苦，还有利于优生与计划生育工作的开展。至于出生人口的性别比例问题，解决的关键在于女性社会价值的提升与社会观念的改变，且工作的重点在于防止怀孕后非医学指征进行人为堕胎。

另外，目前民间关于生男生女的愚昧说法较多，网上兜售虚假产品的也不少，这种现状，必然会在经济上与精神上给人们造成不同程度的损害。通过介绍相关的科学知识，有助于人们扫除愚昧，减少受骗。

本书以通俗易懂而又不脱离科学性的语言，系统介绍了优生的智慧、孕前准备、生男生女的智慧、孕期保健、产褥期保健、哺乳期保健、喂养宝宝的智慧。倡导生男生女都一样，男女平等，计划生育。对于有伴性遗传疾病家族史者，应关注生育性别的选择问题，以优生优育，提高全民素质。

本书在编写过程中参考了一些学者的研究资料，在此一并致以谢忱！笔者虽欲求尽善尽美，然而仍难免还会有疏漏之处，祈望同道和读者斧正。

山东省聊城市中医医院不孕不育科　庞保珍

2015 年 9 月 16 日

目　　录

第一部分　生儿育女应该掌握的基本知识

一、男性生殖知识

1. 男性生殖系统包括哪些器官

男性生殖系统包括以下器官：阴囊、睾丸、附睾、精索、输精管、精囊、射精管、前列腺、阴茎、尿道、尿道球腺。睾丸是包在阴囊里面的，阴囊、阴茎都是露在体外的部分，称为外生殖器；其余的器官都藏在下腹部里，称为内生殖器。

2. 男性生殖系统各器官的结构与主要功能

阴囊在阴茎的后面，肛门的前面，是由皮肤构成的囊。皮肤呈褐色，薄而柔软，表面皱纹很多，皮下组织内含有大量平滑肌纤维，叫肉膜。肉膜在正中线上形成阴囊中隔，将两侧睾丸和附睾隔开。肉膜遇冷收缩，遇热舒张，就像人冷了要加衣被，热了要适当减衣被一样，借以调节阴囊内的温度，阴囊内的温度比人体低2℃左右才利于精子的产生和生存。肌肉收缩的时候，阴囊就会自然地紧缩变小，皱纹也就加深了，故阴囊的主要功能是调节温度。阴囊腔分为左右两个，里面有一层光滑的薄膜，包裹着睾丸和附睾。

睾丸位于阴囊内，左右各一，卵圆形。阴囊好比是一间圆形的房子，睾丸好比是房间里的卵圆形大物品。初生儿的睾丸大约有花生米大小，幼童的睾丸增长到麻雀卵大小，到了成年，就有鸽子卵大小。一般左侧的睾丸比右侧的大一些，也比右侧低一些。睾丸的表面包被致密结缔组织构成的被膜叫白膜，在阴囊里可以自然滑动，故在剧烈活动时，也不至于使睾丸受到损伤。在睾丸后缘，白膜增厚并突入睾丸实质内形成放射状的小隔,把睾丸实质分隔成许多锥体形的睾丸小叶,每个小叶内含 2~3 条精曲小管,精曲小管的上皮是产生精子的场所。精曲小管之间的结缔组织内有间质细胞,可分泌男性激素。精曲小管在睾丸小叶的尖端处汇合成精直细管再互相交织成网,最后在睾丸后缘发出十多条输出小管进入附睾。总之,睾丸是男性生殖系统里最重要的器官,具有产生精子和分泌雄激素两种主要功能,其精子可繁衍后代,好比是植物的种子。

附睾紧贴睾丸的上端与后缘,可分为头、体、尾三部分。头部由输出小管盘曲而成,输出小管的末端连接一条附睾管。附睾管长约 4~5m,盘曲构成体部和尾部。管的末端急转向上直接延续成为输精管。附睾管除储存精子外还能分泌附睾液,其中含有某些激素、酶和特异的营养物质,有助于精子的成熟。

附睾的许多管子归到一个总的管子,就是输精管,左右各有 1 条,管壁肌膜发达,于活体触摸时,呈紧硬圆索状。输精管长约 40 厘米,行程较长,从阴囊到外部皮下,再通过腹股沟管入腹腔和盆腔,在膀胱底的后面精囊腺的内侧,膨大形成输精管壶腹,其末端变细,与精囊腺的排泄管合成射精管,经过前列腺通到尿道里。输精管为何不在附近直接通入尿道,而要走这样曲折的路线呢?这是因为在胎儿发育的过程中,睾丸原来不在阴囊里,而是在腹腔的背面、肾脏的附近,此时的输精管是自上而下通进尿道的。但是在生长的过程中,由于睾丸逐渐下降,穿过腹壁,进入阴囊,这样就形成了输精管的曲折道路。有的人在出生以后,睾丸没有降到阴囊里,而停留在下降的路途上,造成疾病,临床上称为隐睾症。输精管是精子的第二个储存处,也是精子运输和排出的重要通道。

精索是一对扁圆形索条,由睾丸上端延至腹股沟管内口。它由输精管、睾丸动脉、蔓状静脉丛、神经丛、淋巴管等为主体,外包 3 层筋膜构成。精索可为睾丸、附睾、输精管提供血液供应、淋巴回流和神经支配，保护睾丸免受损害，保证睾丸具有34℃～35℃的低温环境，以及使精索静脉维持通畅的回流。

精囊有2个，前后略扁如囊伏，位于膀胱底部，直肠的前面。精囊的主要功能是分泌一种胶状的液体，称为精囊液，是精液的组成部分之一，具有促进精子活动的作用。

精囊下端的细直管是排泄管，其与输精管壶腹的末端汇合而成射精管。射精管长约2cm，穿通前列腺实质，开口于尿道前列腺部。射精管也是输送精液的通道，其主要功能是射精。

前列腺是一个形似板栗大小的分泌腺，生长在尿道根部的周围，比精囊靠前一些，由导管通入尿道。它能分泌一种乳状液体，称为前列腺液。射精的时候，前列腺液、精囊液、附睾和输精管里的精子，及尿道球腺的分泌液（尿道球腺是两个小的腺体，在尿道上段的两旁，腺体的导管也通入尿道）一同通过尿道射出体外，这就是精液。故精液是由精囊、前列腺、尿道球腺的分泌液加上精子共同组成的。前列腺液有促进精子活动、供给精子合适的环境与营养的功能。前列腺主要有三个功能：构成尿道前列腺部，控制排尿；将精囊与输精管中的内容物和腺泡腺管中的分泌物输入近端尿道；分泌前列腺液，维持男性正常性功能

阴茎是一个圆柱状的器官，平时绵软，垂在阴囊的前面。从表观的角度来说，阴茎可分为阴茎头、阴茎体和阴茎根3个部分。阴茎头为阴茎前端的膨大部分，尖端生有尿道外口，头后稍细的部分叫阴茎颈。阴茎根藏在皮肤的深面，固定于耻骨下支与坐骨支上。根、颈之间的部分称为阴茎体。事实上，阴茎由2个阴茎海绵体和1个尿道海绵体，外面包以筋膜和皮肤而构成。2个阴茎海绵体紧密结合，并列于阴茎的背侧部，前端嵌入阴茎头后面的凹窝中，后端分离，即阴茎根。尿道海绵体位于阴茎海绵体腹侧中央，尿道贯穿其全长，前端膨大即阴茎头，后端膨大形成尿道球，固定于尿生殖膈上。海绵体是一

种勃起组织，外面包有坚厚的白膜，内部由结缔组织与平滑肌组成海绵状支架，其腔隙与血管相通。当腔隙内充满血液时，阴茎变粗变硬而勃起。阴茎皮肤薄而软，皮下组织疏松，易于伸展；但阴茎头的皮肤无皮下组织，不能活动。阴茎体部的皮肤至阴茎颈游离向前，形成包绕阴茎头的环形皱襞叫阴茎包皮。在阴茎头腹侧正中线上，包皮与尿道外口相连的皮肤皱襞叫包皮系带。如包皮过长或包茎，做包皮环切时注意勿损伤此系带。其主要生理功能是排尿、排出精液和进行性交。

男性尿道既是排尿通路又是排精管道，起于尿道内口，止于阴茎头尖端的尿道外口，成人长约 18 厘米，全程可分为 3 个部分：前列腺部（穿过前列腺的部分）、膜部（穿过尿生殖膈的部分，长约 1.2 厘米）和海绵体部（穿过尿道海绵体的部分），临床上将前列腺部和膜部全称为后尿道，海绵体部称为前尿道。

男性尿道全程中有 3 处狭窄和 2 个弯曲。3 个狭窄是尿道内口、膜部和尿道外口。2 个弯曲分别位于耻骨联合下方（相当于膜部和海绵体部起始段，凹向上）与耻骨联合前下方（相当于阴茎根与体之间，凹向下），后一个弯曲当阴茎向上提起时消失，故临床上做导尿或尿道扩张时，首先上提阴茎，使此弯曲消失以利插管。

男性尿道既用于排尿，又用于排精，具有双重功能。射精时膀胱和尿道之间的瓣膜会自动关闭，故尿液和精液不会同时通过尿道排出。

尿道球腺是埋藏在尿生殖膈内的一对豌豆形小腺体，导管开口于尿道海绵体部的起始段。尿道球腺能分泌液体，参与精液的组成且能在性交时润滑阴茎头。

3. 精子是怎样产生的

精子是男性生殖细胞，由男性的性腺睾丸所产生，形状如水中的蝌蚪，前面是一卵圆形的头部，后面有一根呈丝状的小尾巴，依靠小尾巴的摆动，使精子以惊人的速度向前移动，极像小蝌蚪畅游在水中一样。

男性的睾丸是制造精子的"工厂"，左右各有一个睾丸，每个重10.20克，质地中等，呈椭圆形。如果睾丸的体积小于11立方厘米，质地像人的嘴唇那么柔软，常提示睾丸功能不良。

睾丸中的曲细精管是生产精子的基地，男性睾丸的曲细精管上皮有一类细胞，叫精原细胞，可发育成精子，从精原细胞发展成为精子，大约需要74天左右，成人每克睾丸组织一天约可产生精子1000万个。

精子是男性成熟的生殖细胞，它们的发育是由不成熟的精原细胞开始，经多次分裂成为精子细胞，最后发育为成熟的精子，精子成熟后，脱落到曲细精管腔中，然后缓缓移行到附睾。从圆形的生殖干细胞经过复杂的变化，最终形成有头、体、尾的精子，如此既有精密的加工，又有精心的锻造，真可谓"千锤万凿出深山"啊！

4. 精子长得好看吗

人的精子由睾丸中生精细胞经复杂的形态结构变化而形成，最后形成小头长尾的蝌蚪状，全长约60微米，头部长4～5微米、宽1.5～3微米。

5. 多长时间成熟一批精子

精子发育需要64～72天，在睾丸形成后从附睾头部逐步运输到尾部，大约要经过2周，并进一步成熟使其具有受精能力。因此，精子从产生到成熟的具有受精能力需要90天。

6. 每天能产生多少精子

每天有上亿个精子在产生，经历了成长的它们，快乐地摇头摆尾，形成了壮观的集体舞蹈，时刻准备着奏响生命的序乐之曲。

7. 精子的仓库在哪里

人的精子在睾丸形成后从附睾头部逐步运输到尾部，大约要经过2周，并进一步成熟使其具有受精能力。附睾尾部贮存精子的存活时间有物种差异，人约1~2个月，何况睾丸在连续地进行精子制造，源源不断地向前方输送，从而保证了精子的充足来源。

8. 一次射精能将附睾储存的精子全部释放出来吗

储存在附睾的精子也不会因诱惑而全军快泄，为了种族的繁衍，它总是在保留着足够的实力，因此射精不会把附睾贮存的精子一次排空。

9. 精卵结合之"仗"虽胜，但"全军"损失严重

当性交后，男性射出的精液内有数千万以上的精子，精子靠它尾部的摆动能快速地前进，这支庞大的"队伍"有趋向性地在阴道内"争先恐后"地向上游走。子宫颈黏液与输卵管液富含促进精子获能的物质，有利于精子快速前进上行。精子一般到达输卵管壶腹部与卵子相遇，通过一系列的生理变化穿入卵子，一般只有一个精子穿入卵子，最终精卵细胞结合。

然而，结合前的过程是惊心动魄的，那些通过激烈竞争后顺利通过"关卡"（子宫颈）的精子大约是射精时的1/1000。这以后，它们以2~3mm/min的速度向前游，这在人类看来是何等的悠闲，但是小精子们已经是竭尽全力"飞"速前进了。精子经过"长途跋涉"来到卵子面前已所剩无几，大约只有200个精子围绕在卵子的周围而骚动，经过相互的信息传递最终相互选择而结合。精卵结合擦出了生命火花，两者结合后逐渐成长并向生命形态过渡。

10. 人类受孕的时限有多长

据研究，人类卵子在排卵后最多只有12~24小时的寿命。精子的活力持续时间在较大程度上受女性生殖道内环境的影响，射精后如精子留在阴道里8小时就会死去。如果精子进入宫颈内，而宫颈管内黏液性状、酸碱度比较适宜的情况下，精子则可存活3天（也可能存活5天）。所以，人类的最大受孕时限为4天，故一般多主张提前几天进

入女性生殖道去等候卵子，与卵子相会，这样就可增加受精的机会。

11. 不孕不育症是否需要治疗

孕育是婚姻家庭、生命延续与社会发展的需要，故对于婚后一年未采取任何避孕措施而未孕者，应尽早查明原因及时治疗。对于晚婚大龄夫妇，如果婚后一年左右还没有怀孕，则应提早进行系统检查治疗。

12. 不孕不育夫妇在就诊之前要做些什么准备工作

就诊前，男方应停止性交3～5天。看病的前一天晚上，用温水将外生殖器清洗干净。如果男方是包皮较长的人，应该把包皮翻上，将包皮垢全部清洗干净，以免影响次日精液检查结果的准确性。同时，还必须把以往所做的精液检查与前列腺检查报告，及病历等有关资料全部带到医院。如果女方已开始测基础体温，也应一同把体温记录单带来。

女方可在就诊之前测量和记录三个月的基础体温，就诊的前晚应用温水将外阴清洗干净，以往做的输卵管通液、子宫输卵管造影、诊断性刮宫或内分泌检查等报告及病历也应一起带去。如需要抽血查性激素，早晨不要吃饭、饮水；如需要做B超检查，应注意憋尿，做好这些准备工作对疾病的检查和治疗是很有帮助的。

13. 为什么要做免疫抗体检查

当人体遇到细菌和病毒侵袭之后，体内的防疫系统会奋起抵抗并将其消灭，即免疫功能战胜疾病。近年研究发现这些免疫反应与不孕不育有着密切关系，有10%～30%原因不明的不孕患者，可能是因为存在免疫抗体。

对于女性来讲，精子是一种异物，但子宫和输卵管都能容纳精子，准许它自由通行，并与卵子结合在子宫内着床。以前认为子宫是一个"特区"，对异物无反应，其实不然，子宫也有强烈的免疫反应。精子能自由通行是因为精子有一支强壮的"随行卫队"，沿途将免疫活性细胞——击破的缘故；如果精子"孤军深入"，必将被消灭。另外，如果在女方生殖道黏膜破损或有炎症时性交，精子乘虚而入，可以激起免疫反应，在血或宫颈黏液中产生抗精子抗体（AsAb），使进入女性生殖道的精子失去受孕能力。有些虽然受孕，但精子与早期胚胎有共同的抗原性，抗精子抗体就会攻击早期胚胎，使之不可能受孕甚至导致早期流产。

除抗精子抗体外，抗透明带抗体（AzpAb）也是引起女性不孕的一个原因。透明带是卵子表面由糖蛋白质组成的一层外壳，精子需先与透明带"识别"，然后才能穿入卵内。抗透明带抗体则可将透明带表面遮盖，从而阻止精子与卵子"相识"，自然就干扰了受精。此外还有抗卵巢抗体（AoAb），近年来发现抗卵巢抗体的存在可以影响卵巢的功能，阳性见于卵巢早衰，且可引起不孕与流产。

对于男性来讲，血液、精液里同样存在自身免疫抗精子抗体，导致精子失去受孕能力。所以，检查血、宫颈黏液或精液中的抗体是诊断不孕不育，尤其是原因不明的不孕不育的重要步骤之一。

14. 采集精液应注意哪些事项

不正确的采精方法会造成精液检查结果的失真，造成误诊误治。为使检查结果符合实际情况，采精时要注意以下事项。

（1）采精前 3～5 天应无排精现象，即应无性交射精、无手淫射精、无遗精。

（2）在 2～3 周内采取 2～3 次精液送检。由于精子生成数目变化范围很大，仅以某一次精液检查结果作为判断基础不够客观、不够合理。

（3）采精时间以晨起为佳。

（4）患者来化验室由本人以手淫法自取。如确有困难也可在家中用手淫法采取，但必须在 1 小时之内，最好 30 分钟之内，将标本送到化验室。精液射出后应保存在 37℃左右，冬季宜将采精瓶放贴身内衣口袋内保温，夏季要避免超高温、日晒。

（5）不要用性交中断法采集精液。因为这种方法往往将射精开始那一小部分精液失掉，而这部分则是精子密度最高的部分。

（6）不能用避孕套采取精液。因避孕套内的滑石粉均可影响精子的活力，影响检查结果。确实不会用手淫法采取者，只好用避孕套者，定要告诉患者本人洗净避孕套内的润滑剂，待其干燥后再用。目前已有专门供采取精液用的无毒硅胶避孕套。

（7）要把全部精液标本直接装入消毒清洁的玻璃瓶内。玻璃瓶不宜过大，但瓶口要宽，以免将精液射于瓶外。取精前应设法将瓶子温度与室温一致。瓶内如有杂物会污染精液，影响检查结果。瓶内如有水分或温度太低，会影响精子活力。

（8）如果未把全部精液标本收集完全，或是在传送过程中将部分标本漏掉，则丧失检验意义，应重新采取。

（9）标本采集后，应尽快送检，时间最长不应超过 1 小时。温度应保持在 37℃左右，不然会影响精子的活力。

15. 如何看精液检查化验单

精液是由睾丸产生的精子与前列腺、精囊腺、尿道球腺所分泌的液体混合而组成的。精液好比是水，精子好比是水中的蝌蚪。由睾丸产生的精子贮存于附睾。射精时精液通过输精管道排出体外，精液为精子的存活和输送提供了良好的条件。

精液正常与否，最好以《世界卫生组织男性不育标准化检查与诊疗手册》（第四版）精液指标变量的参考值来判定：

体积≥2.0ml

pH≥7.2

精子密度≥20×10^6/ml

精子总数 40×10^6 每次排精

活力：在射精后 60mim 内前向运动（a 级 + b 级）≥50% 或迅速

直线前向运动（a级）≥25%

存活率≥75%存活，染色排除

白细胞≤1×10^6/ml

最新的WHO《人类精液检查与处理实验手册》（第五版）中对精液的各项参数进行了修改，更注重精液中有活力的精子的总数。修改后的精液主要参数如下：精子浓度≥15×10^6/ml，总精子数≥39×10^6个/一次射精。将精子活力分为三个等级，前向运动、原地运动及不动的精子，正常参数为前向运动精子≥32%，原地运动精子≥4%，不动的精子<63%。在采用严格的形态学标准的条件下，正常形态的精子>4%。应特别注意的是，WHO《人类精液检查与处理实验手册》（第五版）存在很大的争议，许多专家仍以世界卫生组织关于精液检测的第四版标准为准。

为了获得较为准确的检查结果，男性患者在排精后3~7天取精进行精液常规分析。由于精液质量受到多种因素的影响，一次精液常规分析的结果往往不能代表患者的精子质量，尤其当第一次精液常规分析的结果不理想时，应详细询问最近一段时间是否存在影响精液质量的因素，如患感冒、生活方式的变化等，并嘱咐患者在排除影响因素后，过一段时间后复查精液常规。

16. 为什么男性健康体检不能走过场

目前，虽对男性健康体检的重视程度比以往确实有了显著的提高，但仍重视不够，男性健康体检的频率应该是一年一次。当前所谓的健康体检中存在不少误区，有一些医生对正常人的体检，态度不是十分认真，加上男性本身对健康体检的观念意识淡薄，这样会造成正常人群中的少数发病患者被遗漏掉。

因为人是一个整体，男科疾病和全身各个系统的健康状况息息相关，所以男性健康体检必须包括血尿便常规检查、胸透、肝肾功能检查等全身健康状况的检查项目。除此之外，还应当包括部分男科特殊检查。例如，外生殖器发育状况、精液常规、性功能检测、前列腺 B 超、前列腺特异性抗原（PSA）等检查项目。尤其对男性生殖器的体检不够重视，常常忽略而误诊。针对不同年龄阶段的男性人群，男科的检查应当有所侧重。例如，青少年应当注意生殖器的发育情况，处于生育期并有生育要求的年轻人，应当进行精液常规等生殖功能的常规检查，而年龄大于 50 岁的中老年男性，则应当常规进行前列腺 B 超和 PSA 检查，以了解有无前列腺增生和初步筛查有无前列腺肿瘤。

目前部分男性体检"走过场"的现象，也跟我国男性科的现状有一定关系。我国的男科同国外相比，还有一定的差距。发达国家男性生殖医学已成为独立的学科，有大量的专业技术人员专门从事男科领域的研究和临床工作。虽然我国对男性健康的要求也日益升高，但是目前我国面临的问题是男性科学领域的专业技术人才仍相对较少，医疗行业和管理结构对男科的重视程度和投入程度相对较薄弱。过去我国男性生殖医学的研究主要以中医为主，近年来，随着男性生殖医学学科的迅猛发展，为适应和促进男科的发展，中国男性科学会从中华泌尿外科学会中逐步分离为独立的学科分支。中华中医药学会成立了男科分会，世界中医药学会成立了男科专业委员会，出版了一些中、西医男科专著。近年来，我国不少医院建立了男科门诊和男科病房，侧重开展诊断和治疗男科疾病。

男性健康体检是防治男科疾病的重要手段，不但不能走过场，而且应该高度重视。

17. "包治百病"是骗人之术

男性疾病应当采用规范的诊断和治疗方法，医生首先应对患者的发病原因进行诊断，根据不同的原因采取不同的处理和治疗方法。而一些人不负责任地片面夸大治疗效果，是对广大患者的欺骗。

目前，我们国家真正有较高学术造诣的男科医生不多，多数是泌尿科医生兼的，至于外面某些广告上宣传的所谓男科医院、男科医生，其实很多根本不是男科医生，是骗人之谈。尤其是部分电线杆上的医疗广告特别多，"电线杆医生"不可信，我们希望有病的男人们，到正规医院的男科诊治。

据统计，有80%的重病病人，他们都承认自己不常去医院，小病都不看，最后成了大病。而现在，部分不正常、不合法的性工作者，比如在宾馆从事按摩服务等，目前对这些服务人员的健康体检重视不够，而这些所谓的服务人员自己也没有预防性病方面的知识，于是就有部分人在不知不觉中得了性病。不少病人由于爱面子，会找不正当广告上的人治疗，部分不正当的行医者为了赚钱就吓唬这些病人，其实本来有一些性病只需要吃药就可以痊愈的，却给以输液、打针等手段，不但花钱较多，且最后给病人造成很大的心理负担。

总之，"电线杆医生"不可信，"包治百病"是骗人之术。

18. 如何检查前列腺

患者（被检查者）可采用胸膝位、侧卧位或前俯立位。医生戴手套或指套，涂以润滑剂（医用凡士林等），在被检者肛周轻轻按揉使其适应，再缓慢轻柔地插入肛门至直肠。一般情况下，应在直肠前壁距肛缘4~5厘米处扪及前列腺。

首先检查前列腺大小。正常前列腺体积应似栗子大小，前列腺增生时，腺体可在长度和宽度上增大，按增大程度可分为三级：一级似鸽蛋大小，即手指可扪及边缘，二级似小个鸡蛋大小，三级似鸡蛋大小，即手指扪不到边缘。

第二，检查前列腺表面及硬度。正常前列腺表面平滑，无结节，无压痛，边缘界限清楚，质地柔韧而有弹性。如发现前列腺体触痛、肿胀，应疑为前列腺炎；如触及石块样坚硬结节，应疑为前列腺癌；若有波动感，说明已形成脓肿，此时禁用前列腺按摩与尿道器械检查；如触及到表面不规则、硬度增加或硬度不均的前列腺，应疑为慢性前列腺炎。

前列腺两侧叶中间应可扪及一道纵行沟，称"中央沟"。"中央沟"变浅或消失时，要考虑前列腺增生症。

另外，还应检查前列腺和直肠黏膜有无粘连，及其与周围组织的关系，检验肛管括约肌的收缩功能。神经系统疾病的患者，肛管括约肌可缺乏收缩力而松弛，造成排尿困难、尿失禁等症状。

19. 如何收集、检验前列腺液

为收集、检验前列腺液，要进行适当的前列腺按摩。被检者应在检查前排空小便，医生手法要求均匀有力，但切忌粗暴，以免造成损伤。前列腺按摩顺序，先在每一侧叶自外上向内下按摩，左右对称进行，每侧叶均按摩 3~5 次，最后沿"中央沟"从上而下进行压挤。如上动作反复数次，直到有白色液体自尿道滴出为止。

流出尿道口的前列腺液置于清洁的玻璃片上，立刻进行显微镜检查。

前列腺液涂片检查是诊断前列腺疾病的最基本方法。正常前列腺液是较稀薄的，呈淡乳白色，含有较多折光性强的卵磷脂颗粒及少许白细胞、上皮细胞、精子等。前列腺发炎时，卵磷脂小体明显减少或消失。

一般认为，正常的前列腺液中白细胞每高倍视野不超过 10 个，感染时（前列腺炎）则显著增多。

正常的前列腺液几乎不含红细胞，当红细胞超过每高倍视野 5 个时，提示前列腺炎的可能性。

临床上疑有前列腺癌时，可做前列腺液细胞学检查。涂片可用苏木素－伊红染色或巴氏染色，在显微镜下观察细胞结构的变化，也可用吖啶橙荧光素染色，用荧光显微镜观察细胞的变化，该法有助于早期前列腺癌的诊断。

20. 尿道滴白是怎么回事

尿道滴白多见于前列腺炎，即尿道有少量白色分泌物溢出，可见于排尿前后或大便用力时。有时一夜醒来，发现尿道口被白色分泌物粘合。

前列腺炎是中青年男子的常见疾病之一，多与后尿道炎、精囊炎及附睾炎等并发，临床上分为急性前列腺炎和慢性前列腺炎，后者尤为多见。

急性前列腺炎除尿道滴白之外，还可有会阴部不适、沉重或下坠样疼痛，向腰背部、阴茎部及大腿部放射，大便时盲肠内疼痛。前列腺局部感染严重时形成脓肿，可自尿道、直肠部溃破，可见脓液流出。直肠指检时可扪及肿大的前列腺，有明显压痛感。脓肿形成时，局部有波动感，宜卧床休息，多喝白开水，要用抗生素控制感染或采用中医辨证论治。脓肿已形成者宜经会阴部做切开引流术。

慢性前列腺炎除尿道滴白外，还可有疲倦、乏力，精神不振，排尿痛，后尿道、会阴、肛门区不适，腰背疼痛，阴囊、睾丸、腹股沟、会阴、直肠等处坠胀不适，性欲减退，早泄（俗称"快枪手"），射精痛等症状，进行前列腺触诊时可发现表面不平、坚硬、局部压痛。

21. 为何会得慢性前列腺炎呢

导致慢性前列腺炎的原因很多，如上行性尿道感染，污染尿液回流进前列腺导管，邻近的器官（如直肠）病变，烟、酒、辛辣食物、性冲动等引起的前列腺反复充血，尤其是一些职业原因，例如汽车司机和骑师等长期坐着的职业群体，慢性前列腺炎发病率较高。

另一类独特的发病原因是紧张和焦虑。外生殖器、腹股沟区和直肠内的种种不适及尿路刺激、尿道流白等症状会引起患者焦虑、恐惧、愤怒感等不良情绪，反过来又加剧器质性病变。研究表明，对于慢性前列腺患者来说，消除紧张行为的心理疏导疗法比药物疗法更有效。

据研究，慢性前列腺炎多发于未婚而无定期排精液者和已婚分居无定期排精液者，及丧妻后无定期排精液者。对于这些患者我们鼓励7天左右排精1次，引流前列腺，达到"流水不腐"的治疗目的，而且可避免按摩引起的人为机械损伤。

另外，患者要消除顾虑，加强身体锻炼，忌辛辣刺激性食物，生活规律，作息有序，保持大便畅通。

如能做到上述几点，到正规的医院找男科医生适当治疗，慢性前列腺炎可以治愈。

22. 哪些原因可造成前列腺长期充血

前列腺长期充血常发生于以下几种情况：

（1）未婚男子尤其是常看色情书籍、影片等，经常地性冲动导致生殖器充血。

（2）已婚男性习惯于有规律的性生活，一旦女方生病或怀孕不能进行规律的性生活时，男方的性欲仍十分旺盛，性冲动促使前列腺充血，但在相当长的时期内得不到必要的释放，分泌液便积蓄在前列腺及精囊中，造成前列腺过度扩张与长期充血。

（3）有些男性误以为"忍精不射"可以强身健体，或由于担心女方怀孕，而习惯于（或强迫自己）在临近射精前的一刹那中断性交，或是强行不射精。如此反复，前列隙和精囊液就积蓄在前列腺中，得不到适时的排泄。经常采用"忍精不射"的男性很可能有慢性前列腺充血症状，诱发慢性前列腺炎。

（4）过度的性欲冲动、经常手淫可导致或加剧前列腺慢性充血。

（5）刺激性嗜好品，如烟、酒、辛辣食物等，常会引起泌尿生殖系统的急性充血。

23. 为何治疗男性不育症以 3 个月为 1 个疗程

精子的产生是在睾丸的曲细精管中完成的，而精子产生后还需要在附睾中进行进一步的发育和成熟，然后随着精浆被排出体外。精子生长的过程可分为 6 个阶段，每个阶段都需要一定的时间。6 个阶段构成一个周期，人的精子生长约需经历四个半周期，由于每一周期需耗时 16 天，故人的精子生长过程约为 70 天。另外，精子在附睾中进一步发育和成熟，需耗时 19～23 天。因此，从精子产生到成熟后被排出体外，总共需 90 天左右，所以治疗男性不育症以 3 个月为 1 个疗程。

24. 不孕不育夫妇在生活中应注意什么

不孕不育的患者，除了查明发病原因，针对性地进行治疗之外，在生活上也应加以注意，这样才能锦上添花，从而收到更佳的疗效。那么生活上应注意些什么呢？

（1）心理上要坦然，不能过分焦虑和忧虑。

（2）避免不良环境因素。对一些可能影响生育的工作应当注意防护，如应避免接触放射线（尤其是电脑的普遍应用，电脑的辐射容易被忽视）和对身体有害的物质，如某些化学品和重金属，避免高温作业，尽量减少接触电脑的时间等。不孕、不育患者应尽量避免抽烟饮酒，大量吸烟者会增加精液中硫氰酚的含量，因而抑制精子的活动力，吸烟的人精液中畸形精子的数目也都明显高于不吸烟者。酒中所含的酒精对睾丸也是有害的，长期过量饮酒易导致睾丸不能正常地产生男性激素和精子。

（3）增加营养，加强锻炼。适当食一些肝、脑等动物内脏有利于性激素的合成，尤其是男性不育者要适当多吃苹果。总之，夫妇要合理膳食，科学运动，增强体质。

25. 哪些情况下不宜过性生活

夫妻性生活是感情达到高潮的标志，既可因此而"性"福，又可繁衍后代。为了培育聪明健康的孩子，保护身心的健康，故不能在下列情况下过性生活。

（1）饱食之后性交易患肠胃病。

（2）抽烟、醉酒之后性交，会生下非痴即愚的"星期天孩子"，"酒可乱性，亦可乱精。"

（3）饥饿、过累、远行、失眠时性交容易伤损元气，导致生病。

（4）劳心苦思、哀怒忧惧、神志不宁时切勿性交，性交则后代不聪有僻性。

（5）病情初愈，创口未尽愈合，或跌打损伤时不宜同房，以防病情复发。

（6）妊娠头3个月和最后3个月不可性交，早期同房则易流产，后期易早产。据国外对410例产褥感染病例的统计，有50%以上在妊娠最后1个月有性交史，31%病例在妊娠最后1周有性交史，20%在最后3天有性交史，9.5%在分娩前1天有性交史。

（7）行经期间，切勿过性生活，否则双方俱损，且易将细菌带入妇女阴道，病症丛生。

（8）分娩或女方结扎后2个月不宜同房，男方结扎后或女方放环（或取环后）2周内不宜同房。

（9）酷暑严寒，天气突变，雷电交加时更忌同房，因此时受精易生畸形胎儿。

（10）任何时间性交后，都宜静卧睡眠，不宜立即离床劳心出汗，更严禁受热受寒，入水工作，冲冷水浴。

二、女性生殖知识

1. 女性生殖器官是怎样组成的

女性生殖器官是由外生殖器及内生殖器组成的。外生殖器包括阴阜、大阴唇、小阴唇、阴蒂、阴道口、处女膜及前庭大腺。内生殖器官包括阴道、子宫、输卵管、卵巢，与受孕、胚胎的孕育息息相关。

2. 女性各个生殖器官的功能

阴道是性交器官，也是经血排出与胎儿娩出的通道。子宫是孕育胚胎、胎儿与产生月经的器官。输卵管是一对细长而弯曲的肌性管道，是精子和卵子相遇受精的场所，也是向宫腔运送受精卵的通道。卵巢是一对扁椭圆形的腺体，位于子宫的两侧，是女性的性腺，主要功能是产生卵子、排卵和分泌女性激素。

3. 月经是怎么回事

月经是子宫内膜受卵巢分泌的雌孕激素影响出现的周期性脱落、出血。

4. 月经是如何形成的

卵巢受下丘脑与垂体的调控，周期性地分泌雌激素和孕激素。这些激素作用于子宫，使子宫内膜层发生一系列的改变，黄体萎缩后卵巢分泌的雌激素和孕激素水平下降，子宫内膜坏死、剥脱，引起出血，产生月经。卵巢分泌的激素随着卵泡的发育、排卵等变化发生周期性改变，子宫内膜也随之发生周期性变化，出现周期性、规律性的出血。一个月经周期包括月经期、卵泡期和黄体期，这是一个周而复始的变化过程。

5. 卵巢上有多少卵泡

卵巢的基本生殖单位是卵泡。卵泡自胚胎时期开始形成，之后就在不断地减少中，其道理尚不清楚。在出生时女性卵巢内约有 200 万个卵泡，在儿童期多数卵泡就退化了。至青春期发育时，卵巢上只剩下约 30 万个卵泡。

6. 生育期每个月排几个卵

进入青春期后，受大脑分泌的促性腺激素的影响，卵泡开始周期性的发育、成熟。在生育期，每个月卵巢上都有一批卵泡发育，但一般只有一个优势卵泡可达完全成熟，并排出卵子。其余的卵泡发育到一定程度而自行退化，称卵泡闭锁。

7. 女性一生中总共排出多少个卵

女性一生中一般只有 400～500 个卵泡发育成熟并排卵，仅占总数的 0.1% 左右。

8. 卵泡的发育过程是怎样的

卵泡的生长过程分为以下几个阶段：始基卵泡、窦前卵泡、窦状卵泡、排卵前卵泡、排卵。

始基卵泡的发育远在月经周期起始之前就已经开始，从始基卵泡至形成窦前卵泡需 9 个月以上的时间，从窦前卵泡发育到成熟卵泡共需 85 天时间，实际上跨越了 3 个月经周期。而卵泡生长的最后阶段约需 15 天，是月经周期的卵泡期。

9. 何谓卵泡募集

窦状卵泡发育的后期，相当于前一卵巢周期的黄体晚期与本周期卵泡早期，大脑分泌的卵泡刺激素（FSH）水平及其生物活性增高，超过一定水平后，可以使卵巢内有一组窦状卵泡开始发育，这种现象称为募集。

10. 何谓排卵

卵细胞从卵巢被排出的过程称为排卵。

11. 排卵是如何发生的

排卵前卵泡发生了黄素化，可以产生少量孕酮。黄体生成素（LH）及卵泡刺激素（FSH）排卵峰与孕酮协同作用，激活卵泡液内蛋白溶酶活性，溶解卵泡壁隆起的尖端部分，形成排卵孔。排卵时随卵细胞同时排出的有放射冠、透明带与少量卵丘内的颗粒细胞。排卵多发生在下次月经来潮前 14 日左右。

12. 何谓黄体

排卵后卵泡液流出，卵泡壁塌陷，卵泡颗粒细胞和卵泡内膜细胞向内侵入，周围有卵泡外膜包围，共同形成黄体，形成颗粒黄体细胞与卵泡膜黄体细胞。排卵后 7 ~ 8 日（相当于月经周期第 22 日左右），黄体体积与功能达高峰，直径 1 ~ 2cm，外观色黄。若没有受孕，黄体在排卵后 9 ~ 10 日开始退化。

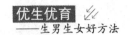

13. 黄体期是怎么回事

排卵日至月经来潮为黄体期，一般为 14 日。黄体功能衰退后月经来潮，此时卵巢中又有新的卵泡发育，开始新的周期。

14. 何谓白体

黄体退化时黄体细胞逐渐萎缩变小，周围的结缔组织与成纤维细胞侵入黄体，逐渐被结缔组织取代，组织纤维化，外观色白，称为白体。

15. 月经周期是如何调控的

月经周期的调节主要涉及下丘脑、垂体与卵巢。下丘脑是下丘脑 - 垂体 - 卵巢轴的启动中心。下丘脑分泌促性腺激素释放激素（GnRH），调节垂体促性腺激素（Gn）释放，调控卵巢功能。卵巢分泌性激素对下丘脑 - 垂体有反馈调节作用。下丘脑、垂体和卵巢间相互调节、相互影响，形成完整、协调的神经内分泌系统，称下丘脑 - 垂体 - 卵巢轴。

16. 垂体促性腺激素包括什么激素

下丘脑分泌促性腺激素释放激素（GnRH），促性腺激素释放激素作用于腺垂体，使之分泌垂体促性腺激素（Gn），即卵泡刺激素（FSH）与黄体生成素（LH）。

17. 卵泡刺激素的作用

卵泡刺激素（FSH）是卵泡发育必需的激素，直接促进窦前卵泡及窦状多口泡生长发育，促进卵巢雌二醇合成与分泌，调节优势卵泡选择与非优势卵泡闭锁，在卵泡期晚期与雌激素协同，为排卵及黄素化做准备。

18. 黄体生成素的作用

黄体生成素（LH）的生理作用是在卵泡期刺激卵泡膜细胞合成雄

激素，为雌二醇的合成提供底物。排卵前促使卵母细胞进一步成熟及排卵，在黄体期维持黄体功能，促进孕激素、雌激素合成与分泌。

19. 卵巢性激素对下丘脑、垂体的反馈作用是怎么回事

卵巢性激素对促性腺激素释放激素（GnRH）、卵泡刺激素（FSH）、黄体生成素（LH）的合成与分泌具有反馈作用。在卵泡期，血中雌激素 <200pg/ml 时，雌激素会抑制下丘脑分泌促性腺激素释放激素（GnRH）、垂体分泌卵泡刺激素（FSH）、黄体生成素（LH）（负反馈）。随着卵泡发育，雌激素水平逐渐升高，负反馈作用加强，FSH 浓度下降。当卵泡发育接近成熟时，卵泡分泌的雌激素达到高峰，循环中雌激素浓度为 200pg/ml 时，刺激下丘脑促性腺激素释放激素（GnRH）和垂体黄体生成素（LH）、卵泡刺激素（FSH）大量释放（正反馈），形成排卵前黄体生成素（LH）、卵泡刺激素（FSH）峰。排卵后，卵巢形成黄体，分泌雌激素和孕激素，两者联合作用使卵泡刺激素（FSH）、LH 合成和分泌受抑制，进而抑制卵泡发育。黄体萎缩时，血中雌孕激素下降，两者联合对 LH 和 FSH 的抑制作用逐渐解除，黄体生成素（LH）、卵泡刺激素（FSH）回升，卵泡又开始发育，新的卵巢周期开始。上述过程周而复始，若未受孕，卵巢黄体萎缩，子宫内膜失去雌孕激素支持而坏死、脱落、出血。可见月经来潮既是一个生殖周期的结束，又是一个新生殖周期的开始。

20. 卵巢合成的性激素是什么

卵巢合成与分泌的性激素均为甾体激素，主要有雌激素（雌二醇与雌酮）、孕激素及少量雄激素。

21. 雌激素的生理作用是什么

①促进子宫肌细胞增生和肥大，使肌层增厚；增进血运，促使和维持子宫发育；增加子宫平滑肌对缩宫素的敏感性。②使子宫内膜腺体与间质增殖。③使宫颈口松弛、扩张；宫颈黏液分泌增加，稀薄，

易拉成丝状。④促进输卵管肌层发育，加强输卵管平滑肌节律性的收缩振幅。⑤使阴道上皮细胞增殖及角化，黏膜变厚；增加细胞内糖原含量，使阴道维持酸性环境。⑥使阴唇发育丰满，色素加深。⑦协同FSH促进罗口泡发育。⑧通过对下丘脑和垂体的正负反馈调节，控制促性腺激素的分泌。⑨促使乳腺管增殖，乳头、乳晕着色。⑩促进水钠潴留。

22. 孕激素的生理作用是什么

①降低子宫平滑肌兴奋性与对缩宫素的敏感性，抑制子宫收缩，有利于胚胎及胎儿在宫内生长发育。②使子宫内膜从增殖期转化为分泌期，为受精卵着床做准备。③使宫颈口闭合，黏液分泌减少，性状变黏稠。④抑制输卵管平滑肌节律性收缩的频率及振幅。⑤加快阴道上皮细胞脱落。⑥促进乳腺小叶及腺泡发育。⑦孕激素在月经中期具有增强雌激素对垂体 LH 排卵峰释放的正反馈作用，在黄体期对下丘脑、垂体有负反馈作用，抑制促性腺激素分泌。⑧对下丘脑体温调节中枢有兴奋作用，可使基础体温在排卵后升高 $0.3℃ \sim 0.5℃$，临床作为判定排卵的日期标志。⑨促进水钠排泄。

23. 雄激素的生理作用有哪些

青春期开始，雄激素分泌增加，促使阴蒂、阴唇与阴阜发育，促进阴毛、腋毛生长。雄激素过多会对雌激素产生拮抗作用，可减缓子宫、子宫内膜生长及增殖，抑制阴道上皮增生与角化。雄激素能促进蛋白合成，促进肌肉生长，并刺激骨髓中红细胞增生。在性成熟期前，促使长骨骨基质生长和钙保留；性成熟后可导致骨骺关闭，使生长停止。雄激素还与性欲有关。

24. 输卵管有什么功能

输卵管是运送精子、卵子与受精卵的重要器官，也是精子贮存、获能、受精的场所，其生理功能靠输卵管黏膜纤毛活动、输卵管蠕动与节律性收缩完成。输卵管伞端呈漏斗状，有许多细长的指状突起，覆盖于卵巢表面，排卵时起到拾卵的作用。卵巢排卵时，输卵管开口处移向卵巢排卵部位，将卵子摄入输卵管腔内，通过输卵管的蠕动，管腔内液体的流动，以及管腔内细胞上的纤毛摆动等，将卵子输送到输卵管壶腹部等待受精。受精后，受精卵在输卵管壶腹部，借助输卵管的蠕动与输卵管腔内纤毛的摆动，渐渐向子宫腔方向移动。因此，输卵管的正常发育，管腔的通畅是正常受孕的必要条件。输卵管炎症等原因可造成输卵管粘连、扭曲、变形，导致管腔堵塞而致不孕。如果输卵管伞部组织遭到破坏以致影响伞部的拾卵功能，输卵管内膜遭到破坏影响输卵管的运送功能，即使输卵管通畅，也影响受孕。

25. 正常受孕的必备条件是什么

首先要有正常的生殖细胞，即男性有正常的精子，女性有正常的卵子。其次，精子与卵子可以正常结合，结合后还必须能够在子宫内膜着床。

26. 什么时间性交容易受孕

女性一个月经周期一般仅排卵 1 个，排卵后卵子可存活 24 小时左右，而精子仅可存活 72 小时左右，因此在排卵前后性交才有受孕机会。

27. 怎样计算排卵期

排卵一般发生在下次月经前的 14 天左右。对于月经周期 28 天的妇女而言，排卵期正好在两次月经周期的中间。排卵前，基础体温较低，排卵后基础体温升高 0.3℃～0.5℃。测量基础体温有助于计算排卵期，对于月经周期不太规律的女性，可以采用排卵试纸或 B 超检测的方法掌握排卵期。

28. 生化妊娠是怎么回事

指血或尿监测发现怀孕，但 B 超未能发现宫腔内有胎囊。

29. 月经规律是否代表排卵正常

月经是子宫内膜受卵巢分泌的雌孕激素影响出现的周期性脱落、出血。一般情况下，排卵正常才能有正常的月经，规律的月经是卵巢功能正常的体现。但是，月经规律并不一定代表正常排卵，如青春期、更年期与功能失调性子宫出血的患者可以有无排卵月经。

30. 排卵正常是否代表输卵管通畅

卵子是由卵巢产生的，输卵管负责精子与卵子的运送，两者在输卵管内结合，受精后受精卵也是由输卵管运送到宫腔的。这两者是不同的器官，起到不同的作用，相互不能替代，两者协同起来才能完成受孕过程。因此，排卵正常不能代表输卵管通畅。

第二部分　生男生女法原则上应限于防止伴性遗传病

1. 染色体病是怎么回事

染色体病是指因先天性染色体数目异常或结构畸变而发生的疾病，是最常见的遗传病。染色体病的发病率是很高的，例如：染色体病占早孕期流产的 50%，死产的 0.8%，新生儿死亡的 0.6%，活产新生儿的 1%~2%，一般人群的发病率为 0.5%。目前，世界上已记载染色体综合征有 100 余种，染色体异常核型有 2 万余种，其中除携带者与少数性染色体异常外，智力低下、先天畸形、生长发育迟缓和不孕不育是染色体异常者的共同特征。

最常见的染色体病是 21－三体综合征，又称唐氏综合征。

2. 染色体与不孕不育有什么关系

正常情况下，人的染色体是 46 条（23 对），23 条来自父亲，另外 23 条来自母亲，其中的 44 条（22 对）是常染色体，2 条是性染色体。男性的性染色体 1 条是 X 染色体，1 条是 Y 染色体；女性的性染色体是 2 条 X 染色体。所以，正常男性染色体核型是 46，XY；女性染色体核型是 46，XX。如果染色体发生了异常，称为染色体病，相当多的一部分染色体病可以造成不孕不育。

3. 遗传是怎么回事

生物子代和父代之间或多或少保存着相似的特征，这种现象即是遗传，其遗传的实质就是父母将自己的遗传基因特征传给子女。

生物的遗传基因有时会显现，有时不会显现。比如，父亲是色盲，其女儿视觉正常，但她从父亲那里得到色盲基因，并有一半机会将此基因传给她的孩子，使其显现色盲性状。因此，从性状来看，父亲有色盲性状，而女儿没有，但从基因的连续性来看，代代相传，因而认为色盲是遗传的。

4. 染色体是传递遗传信息的使者

人体染色体的数量，在身体哪个部位的细胞里均是成双成对存在的，即23对46条染色体，但是唯独在生殖细胞——卵细胞与精子里，却只剩下23条，当精子与卵细胞结合成新的生命——受精卵时，则又恢复为46条。在这46条染色体中肯定有23条是来自父亲，另外23条则来自母亲。即一半来自父亲，一半来自母亲，也就是说既携带有父亲的遗传信息，又携带有母亲的遗传信息。父母的遗传信息共同控制着胎儿的特征，待到胎儿长大成人，生成精子或卵细胞时，染色体仍然要对半减少。来自双亲的各种特征如此循环往复一代又一代地传递，使人类代代复制着与自己相似的后代。

5. 遗传病的特点

（1）遗传病的传播方式

一般来讲，遗传病与营养性疾病、传染性疾病不同，它不延伸至无亲缘关系的个体。也就是说，若某些疾病是由于环境因素致病，在群体中应该按"水平方式"出现；若是遗传性的，一般则以"垂直方式"出现，不延伸至无亲缘关系的个体，这在显性遗传方式的疾病中尤其突出。

（2）遗传病的先天性

遗传病往往有先天性的特点，先天性就是生来就有的特性，例如白化病是一种常染色体隐性遗传病，婴儿刚出生时就会表现有"白化"症状，但并非所有的遗传病均是先天性的，如 Huntington 舞蹈症虽是一种典型的常染色体显性遗传病，但它往往在35岁之后才发病。

反过来，先天性疾病也有两种可能性，即有些先天性疾病是遗传性的，如白化病；有些则是获得性的，如妇女妊娠时因风疹病毒感染，造成胎儿患有先天性心脏病。患儿虽然出生时就有心脏病，但按传统概念来讲它是不遗传的。

（3） 遗传病的数量分布

患者在亲祖代与子孙中是以一定数量比例出现的，即患者与正常成员间有一定的数量关系，通过这种特定的数量关系，可以了解疾病的遗传特点与发病规律，并预期再发风险等。

（4） 遗传病的传染性

一般认为，遗传病是没有传染性的，因此，在传播方式上，它是垂直传递，而不是水平传递的。但在目前已知的疾病中，人类朊粒蛋白病（human prion diseases）则是一种既遗传又具传染性的疾病。朊粒蛋白（prion protein，PrP）是一种功能尚不完全明确的蛋白质。目前认为，朊粒蛋白（PrP）基因突变会导致朊粒蛋白（PrP）的错误折叠或通过使其他蛋白的错误折叠，进而导致脑组织的海绵状病变，最终造成脑功能紊乱，称为蛋白折叠病；而错误折叠的朊粒蛋白（PrP），可以通过某些传播方式使正常人细胞中的正常蛋白质也发生错误折叠，并导致疾病。

（5） 遗传病的家族性

遗传病往往有家族性等特点，家族性是疾病发生所具有的家族聚集性。遗传病常常有家族性的特点，如上述的 Huntington 舞蹈症，常表现为亲代与子代间代代相传；但并非所有的遗传病均表现为家族性，如白化病在家系中很可能仅仅是偶发的，患儿父母亲均为正常。反过来，家族性疾病可能是遗传的，如 Huntington 舞蹈症，但不是所有的家族性疾病均是遗传的。如有一种夜盲症，即当光线比较弱时，视力极度低下的一种疾病，是由于饮食中长期缺乏维生素 A 导致的，若同一家庭饮食中长期缺乏维生素 A，则这个家庭中的若干成员就有可能出现夜盲症。这一类家族性疾病是由于共同环境条件的影响，而不是出自遗传原因，若在饮食中补充适量的维生素 A 后，全家病员的病情均可以得到改善。因此，由于维生素 A 缺乏所引起的夜盲症，尽管表现有家族性，但它不是遗传病。

6. 人类遗传病的分类

目前，现代医学遗传学将人类遗传病划分为 5 类：

（1）单基因病

单基因病是由单基因突变所造成，这种突变可发生于两条染色体中的一条，由此引起的疾病呈常染色体（或性染色体）显性遗传。这种突变也可同时存在于两条染色体上，由此导致的疾病呈常染色体（或性染色体）隐性遗传。单基因病虽相对较少见，在各个种族或民族中的发生频率不同，发生率较高时也仅为 1/500，但由于其遗传性，因而危害极大，故应高度重视。

（2）多基因病

多基因病是有一定家族史，但没有单基因性状遗传中所见到的系谱特征的一类疾病，如先天性畸形与若干人类常见病（高血压、动脉粥样硬化、糖尿病、自身免疫性疾病、哮喘、老年痴呆、癫痫、精神分裂症、智能发育障碍、类风湿关节炎等）。多基因病是最常见、最多发的遗传病，在这类疾病的诱因中，环境因素起着不同程度的作用。

（3）染色体病

染色体病是染色体结构或数目异常导致的一类疾病（综合征）。从本质上说，这类疾病涉及一个或多个基因结构或数量的变化。因此，其对个体的危害往往大于单基因病与多基因病，其中最常见的染色体病是 Down 综合征。目前认为，染色体病在新生儿中的发病率约为 0.5%。

（4）线粒体遗传病

线粒体是细胞内的一个重要细胞器，是除细胞核之外唯一含有

DNA 的细胞器，具有自己的蛋白质翻译系统与遗传密码。线粒体遗传病就是由线粒体 DNA 缺陷导致的疾病，包括 Leber 视神经萎缩等疾病。

（5）体细胞遗传病

单基因病、多基因病与染色体病的遗传异常发生在人体的所有细胞，包括生殖细胞（精子与卵子）的 DNA 中，并能传递给下一代，但体细胞遗传病（somatic cell genetic disorder）的累积突变只在特异的体细胞中发生，体细胞基因突变是此类疾病发生的基础。这类疾病包括恶性肿瘤、自身免疫缺陷病、白血病以及衰老等。在经典的遗传病的概念中，并不包括体细胞遗传这一类疾病。

7. 常见遗传病的遗传方式及发生率

常见遗传病的遗传方式及发生率

疾病（OMIM）	遗传方式	发生率
单基因病		
腺苷脱氨酶缺乏症（102700）	AR	少见
α_1 - 抗胰蛋白酶缺乏症（107400）	AR	1/3000 ~ 1/20000
囊性纤维变性（219700）	AR	1/2000；亚洲人极罕见
Duchenne 肌营养不良（310200）	XR	1/3000 ~ 1/3500
家族性高胆固醇血症（143890）	AD	1/500
脆性 X 综合征（309550）	XL	男性：1/500；女性：1/2000 ~ 1/3000
葡萄糖 - 6 - 磷酸酶缺乏症（305900）	XR	男性：1/4 ~ 1/20
血友病 A（306700）	XR	男性：1/10000
Huntington 舞蹈症（143100）	AD	4/100000 ~ 8/100000
强直性肌营养不良症（160900）	AD	1/10000
神经纤维瘤 I 型（162200）	AD	1/3000 ~ 1/5000
成骨不全（166200）	AD	1/15000

疾病（OMIM）	遗传方式	发生率
苯丙酮尿症（261600）	AR	1/5000
视网膜母细胞瘤（180200）	AD	1/14000
镰状细胞贫血（603903）	AR	部分种族：1/400
地中海贫血（140100）	AR	常见
Wilms 瘤（194070）	AD	1/10000
Tay – Sachs 病（272800）	AR	1/3000
染色体病		
Down 综合征（190685）	47，+21	1/800
18 三体综合征（601161）	47，+18	1/8000
13 三体综合征	47，+13	1/25000
Klinefelter 综合征	47，XXY	男性：1/1000
Turner 综合征	45，X	女性：1/5000
XXX 综合征	47，XXX	女性：1/1000
XYY 综合征	47，XYY	男性：1/1000
Prader – Willi 综合征（176270）		1/10000 ~ 1/25000
多基因遗传病		
唇裂（119530）		1/250 ~ 1/600
先天性心脏病		1/125 ~ 1/250
神经管缺陷（601634）		1/100 ~ 1/500
糖尿病（222100；125853）		成人：1/10 ~ 1/20
冠状动脉粥样硬化病（209010）		特定人群：1/15
体细胞遗传病		
肿瘤		总：1/3
线粒体疾病		
Leber 视神经萎缩（535000）	细胞质遗传	少见

注：AR 为常染色体隐性遗传，AD 为常染色体显性遗传，XL 为 X 连锁遗传，XR 为 X 连锁隐性遗传。

（选自：左伋主编．医学遗传学［M］．第 6 版．北京：人民卫生出版社，2013）

8. 疾病的发生与遗传因素和环境因素的关系

（1） 完全由遗传因素决定发病

这类疾病的发生并不是和环境因素无关，只是看不出特定的环境因素是发病所必需的，如单基因遗传病中的先天性成骨不全症、血友病 A、白化病与某些染色体病。

（2） 基本上由遗传因素决定，但需要环境因素一定诱因的作用

如单基因遗传病中的苯丙酮尿症，早期人们只知道它与遗传有关，目前知道吃了含苯丙氨酸量多的食物才诱发本病。葡萄糖 - 6 - 磷酸脱氢酶缺乏症（俗称蚕豆病）除有遗传基础外，只有在吃了蚕豆或服用了氧化性药物伯氨喹等以后，才会诱发溶血性贫血。

（3） 遗传因素和环境因素对发病均有作用，但在不同的疾病中，其遗传率各不相同

遗传因素对发病作用的大小是不同的，如在腭裂、唇裂、先天性幽门狭窄等畸形中，遗传率均在 70% 以上，说明遗传因素对这些疾病的发生非常重要，但环境因素也是不可缺少的。精神分裂症、精神发育障碍等疾病也是如此。另一些疾病，如在十二指肠溃疡、先天性心脏病、某些糖尿病等的发生中，环境因素的作用就比较重要，而遗传因素的作用较小，其遗传率不足 40%，但就其发病来讲，也必须有这个遗传基础。还有一些疾病，如无脑儿、脊柱裂、高血压、冠心病等的发病，遗传因素与环境因素相当重要，遗传率 50% ~ 60%。

目前研究表明，上述疾病所具有的就是多基因（易感基因）决定的遗传基础，这一类疾病（多基因病）具有常见性、多发性的特点，是目前医学研究的重点。

（4） 发病完全取决于环境因素，与遗传基本上无关

如烫伤、烧伤等外伤的发生与遗传因素无关，但这类疾病损伤的

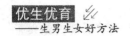

修复与个体的遗传类型可能有关。

9. 基因是怎么回事

染色体的主要成分是 DNA（脱氧核糖核酸），染色体上都有许多颗粒（DNA 片段）叫做基因。基因与染色体是不同的，基因是人类的遗传物质，而染色体是基因的载体。基因是一个人的特性编码，除了同卵双胞胎外，不同的人基因是不同的，从而决定了不同的体貌特征，如性别、相貌、高矮、模样、血型、体型等，甚至行为。

每个人基因的形成，是在父亲的精子与母亲的卵子结合的那一瞬间就决定了。每个人身体中所有的细胞所包含的基因均是相同的，即每个人的脑细胞、肌肉细胞、血细胞等全身细胞所携带的基因均是一样的。

目前科学家研究认为，人类有 3 ~ 4 万个基因。在胚胎发育阶段，通过基因表达的调节控制，一些有用的基因打开，一些暂时不用的基因关闭，从而出现了细胞的分化，形成不同类型的细胞，如从一个受精卵演变出肌肉细胞、神经细胞、血细胞等。不同类型的细胞分裂增多，从而形成不同类型的组织，如肌肉组织、脑组织、血液等，不同类型的组织形成不同类型的系统，如造血系统、神经系统、骨骼肌肉系统等。同样，在身体发育的不同阶段，有的基因开放，有的基因处于关闭状态，从而决定不同的生物学特性与健康状态。如到了青春期性器官开始发育，老年期头发则开始变白，等等。

10. 基因是怎样实现遗传的

基因也称遗传因子，各种基因在染色体上呈线状排列。

基因是贮藏遗传信息的地方，一个基因往往携带着祖辈的一种或几种遗传信息，同时又决定着后代的一种或几种性状与特征。因此，基因掌握着遗传的"生杀大权"。

基因是一种比染色体小许多倍的极为微小的物质，即使在光学显微镜下也不可能看到它。它们依序排列在染色体上，由染色体将它们带入人体细胞。每条染色体均是由上千个基因组成的。

人最初均是由一个受精卵经过不断的分裂增殖发育而成的，而受精卵的发育要受基因的控制，这个受精卵里蕴含着父母的无数个遗传基因，详尽地描述了后代的容貌、性格、生理、体质，甚至于某种遗传病，子女就是按照这种特征发育成长的。因此，也就出现了孩子某个地方像父亲，某个地方像母亲的特征。

由于基因内部的排列顺序与组合方式的差异，决定了世界上生物的多样性。因此，也决定了任何同类生物没有完全相同的个体，即使是孪生兄弟姐妹之间，也均存在着一定的差异。

基因在人体一般细胞中均是成双成对、双双并存的，只有当它形成配子时（如精子与卵细胞），才彼此分离。基因有显性与隐性之分，在一对基因中只要有一个是显性基因，其后代的相应特征就能表现出来，这种现象叫表现型。而隐性基因则只有当成对基因中的两个基因同时存在时，其特征才能表现出来。以人的相貌特征为例，在胚胎形成时，胎儿要分别接受父亲与母亲的同等基因。

假如孩子从父亲的基因里继承了黑眼睛，而从母亲的基因里继承了棕色眼睛，但是他最终却长了一双黑眼睛。这是因为，在这里黑色是显性，棕色是隐性，黑色基因压倒了棕色的基因，因此表现型为黑色。然而，在这个孩子的染色体中仍然存在棕色眼睛的隐性基因，在他长大成人后，如果他的妻子与他一样，体内也存在棕色眼睛的隐性基因，那么他们的孩子就会有一双棕色眼睛，这就是显性基因与隐性基因的区别。

11. 何谓植入前诊断

目前，通常应用的产前诊断是在怀孕后进行的诊断，有些患者甚至没到产前诊断阶段就出现流产等，给患者与家庭带来巨大的痛苦。

植入前遗传学诊断（preimplantation genetic diagnosis，PGD）是辅助生殖技术与分子遗传学技术的有机结合，是在胚胎种植之前，在早期胚胎中取出部分细胞进行疾病检测，从而筛选出正常胚胎进行宫腔内移植。

植入前遗传学诊断（PGD）是一种最理想的筛选遗传病的方法，是最早期的产前诊断，是在妊娠发生之前进行的。植入前遗传学诊断（PGD）不仅可以应用于单基因疾病，同时可以诊断染色体异常，如染色体易位等，可以增加胚胎的植入率，降低自然流产率与阻止携带不平衡易位的胎儿出生，阻止高龄孕妇生出三体性胎儿，为控制遗传病患儿的出生，降低遗传病率与探讨出生缺陷等的发病机制提供了新的途径。

12. 遗传咨询是怎么回事

遗传咨询是一门综合学科，是由遗传学专家、临床医学专家与实验技术专家组成的群体共同完成的。

遗传咨询是应用遗传学与临床医学的基本原理和技术，明确疾病诊断并解答遗传病患者及其家属，以及有关的社会服务人员所提出的关于遗传学方面的问题，并在权衡现在与未来、个人与家庭、个人与社会利弊的基础上，给予婚姻、生育、防治、预后、教育、就业等方面的科学指导，从而降低遗传病患儿的出生率，促进家庭幸福美满，促进优生，提高全民素质。

13. 为什么要重视遗传咨询

有的孩子像爸爸或像妈妈，或者像爷爷、奶奶，也有的外孙像外公、外婆，这就是将亲代的形态结构、生理功能与外貌特征传给后代的物种繁衍现象。

遗传性疾病是生殖细胞或受精卵的遗传物质发生畸变或突变所造成的疾病，遗传性疾病也可以代代相传，如不加以科学控制，将势必把缺陷与疾病进行扩散，影响下一代的身体素质。为了能生一个健康、聪明的孩子，就要通过各种科学途径来减少或杜绝遗传病儿的出生。

夫妇在准备要孩子之前进行遗传咨询，就是控制遗传性疾病发生的重要手段。遗传咨询是优生工作极其重要的组成部分，是由从事遗传学的医生，根据遗传学的原理，对准备生育的夫妇，尤其对患有遗传病的病人及家属提出的有关疾病问题进行科学解答、科学指导，咨询的目的是为了在是否应该生育这个问题上做出合理的决定。因此，夫妇在准备生育之前，进行遗传咨询是十分必要的，尤其是下列人群更应进行遗传咨询。

近亲婚配的夫妻；家族成员中或本人有遗传病或先天智力低下者；反复出现自然流产与闭经不孕的妇女；有先天缺陷儿或遗传病儿生育史，及确诊为染色体畸变患病史者；染色体平衡易位携带者；曾发生过不明原因死胎、死产的妇女；高龄妇女（大于35岁）；性器官发育异常；妊娠早期（10周内）有高热、服药、接受过X线、患风疹史，对胎儿不利者；发现孕妇羊水多、胎儿宫内发育迟缓者。

14. 患哪些遗传病者不宜生育

有些遗传病患者比较严重，若生育则其子女有较多的机会发病，而这种病又没有很好的治疗方法，因此，患有这类遗传病者不宜生育。目前认为患以下遗传病的患者不宜生育。

（1）严重的隐性遗传病

如小头畸形、苯丙酮尿症等。夫妻中若一方患病，则子女一般不会患病，但如果双方均患同种疾病，子女就有很高的发病机率，甚至均发病。

（2）各种严重的显性遗传病

如强直性肌营养不良（有全身肌肉萎缩，以面、颈、肩、上肢比较明显，同时伴有白内障和毛发脱落）、软骨发育不全（侏儒、四肢短小、面部畸形）、遗传性痉挛性共济失调（有步态不稳、言语障碍、眼球震颤、视神经萎缩等表现）等。夫妻中如有一方患病，子女大约有半数会患病，因此不宜生育。

（3）较严重的多因子遗传病

如糖尿病等，其子女也有一定的发病机率，故也不宜生育。

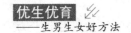
15. 哪些夫妇容易出现遗传病后代

据遗传学家统计，目前认为下列父母有生出严重遗传病后代的风险。

（1）35 岁以上的高龄初产妇

有关资料表明，染色体偶然错误的概率在接近生殖年龄后期明显增高，因为女性一出生，卵巢里就储存了她一生所有的卵细胞，年龄越大，卵细胞就相对越老化，发生染色体错误的机会就随之增加，从而生育染色体异常患儿的可能性就相应地增加。

（2）有习惯性流产史的夫妇

据统计资料表明，有习惯性流产史的孕妇体内染色体异常的概率比一般人高出几倍。若妇女有连续自然流产史，其丈夫则往往也有相似的遗传性缺陷，这样胎儿就从亲代那里继承了缺陷基因，而患遗传病的可能性是正常胎儿的 2 倍。

（3）双亲之一为平衡易位染色体携带者

若通过染色体检查，查出夫妇一方是平衡易位染色体携带者时，可以考虑不生育或在妊娠后进行产前遗传学诊断，以防止患病儿的出生。

（4）母亲为严重的性连锁疾病（如血友病）患者

儿子全部为该病的患者，女儿则成为该致病基因的携带者。

（5）经常接触放射线或化学药剂的工作人员

放射线与化学药剂对优生影响较大，从事这种职业的夫妇应向有关专家咨询。

16. 伴性遗传病是怎么回事

位于性染色体上的致病基因导致的疾病称为伴性遗传病，此病分为 X 伴性遗传病与 Y 伴性遗传病两大类。

（1）X 伴性显性遗传病

本病是由位于 X 染色体上的显性致病基因引起的。

常见的 X 伴性显性遗传病有：①遗传性肾炎。②假肥大型肌营养不良症。③其他：深褐色齿、牙珐琅质发育不良，钟摆型眼球震颤，脂肪瘤，口、面、指综合征，脊髓空洞症，棘状毛囊角质化，抗维生素 D 佝偻病等。

X 伴性显性遗传病的特点是：①不管男女，只要存在致病基因就会发病，但由于女子有两条 X 染色体。因此，女子的发病率约为男子的 2 倍。女性两条 X 染色体中，其中一条存在致病基因便可发病，男性存在该基因即可发病。男子发病时，表现往往重于女子。②病人的双亲中必有一人患同样的病（基因突变除外）。③可以连续几代遗传，但患者的正常女儿不会有致病基因再传给后代。④男病人将此病传给女儿，不传给儿子。女病人有一条 X 染色体携带致病基因时（杂合体），将此病传给半数的儿子与女儿。

（2）X 伴性隐性遗传病

X 伴性隐性遗传病是由位于 X 染色体上的隐性致病基因导致的，女子的两条 X 染色体上均有致病基因才会发病，但男子因为只有一条 X 染色体，只要 X 染色体上存在致病基因就会发病。

常见的 X 伴性隐性遗传病有：①葡萄糖 6 - 磷酸脱氢酶（G6PD）缺乏症。②血友病。③无汗性外胚叶发育不良症。④其他：家族性遗传性视神经萎缩、色盲、眼白化病、无眼畸形、先天性夜盲症、血管瘤病、致死性肉芽肿、睾丸女性化综合征、先天性丙种球蛋白缺乏症、水脑等。据统计，目前已发现这类遗传性疾病达 200 多种。

X 伴性隐性遗传病的特点是：①患病的男子远远多于女子，甚至在有些病中，很难发现女性患者，这是因为两条带有隐性致病基因的染色体碰在一起的机会很少。②患病的男子与正常的女子结婚，一般不会再生有此病的子女，但女儿均是致病基因的携带者；患病的男子如与一个致病基因携带者女子结婚，可生出半数患有此病的儿子与女儿；患病的女子与正常的男子结婚，所生儿子全有病，女儿为致病基因携带者。③患病的男子双亲均无病时，其致病基因肯定是从携带者的母亲遗传而来的，如女子患此病时，其父亲肯定是有病的，而其母亲可能有病也可能无病。④患病女子在近亲结婚的后代中患病的机率比非近亲结婚的后代中要高。

（3）Y 伴性遗传病

Y 伴性遗传病的致病基因位于 Y 染色体上，X 染色体上没有与之相对应的基因。因此，这些基因只能随 Y 染色体传递，由父传子，子传孙，如此世代相传。

常见的 Y 伴性遗传病：蹼趾男人。

Y 伴性遗传病的特点是没有显、隐性的区别，只要 Y 染色体上有致病基因的男子就会发病，故被称为"全男性遗传"。

17. 有些遗传病只传男孩是怎么回事

目前已发现 3000 多种遗传病，其中大约有 250 种只在男性发病，女性没有或很少患病，这是为什么呢？是因为很难出现 2 条染色体同一位置均有致病基因的情况，一条 X 染色体致病基因往往被另一条 X 染色体上的正常基因所掩盖，因此表现不出患病症状，只能是致病基因的携带者与传递者。男性只有一条 X 染色体，若其上有致病基因，没有相应的正常基因可掩盖，就会发病。

若母亲是致病基因的携带者，父亲正常，他们所生的男孩有二分之一可能是患者，女孩有二分之一可能是致病基因携带者。

18. 只传男孩的遗传病是什么

只遗传给男性的最常见的疾病有：

血友病：因血液中缺少凝血因子，导致受伤后出血不止而死亡的疾病。

假肥大型进行性肌营养不良症：多在 4 岁左右发病，一般不超过 7 岁。大腿肌肉萎缩，小腿变粗而无力，走路姿态似鸭子，儿年后逐渐瘫痪，多数病人在 20 岁左右死亡。

红绿色盲：该病不会危及生命，男性发病率是女性的 14 倍。

蚕豆病：因进食蚕豆而导致的一种急性溶血性贫血。蚕豆病可以发生于任何年龄段，但 9 岁以下的儿童较为多见。一般食蚕豆后 1～2 天发病，轻者只要不再吃蚕豆，1 周内即可自愈；重者会出现严重的贫血，皮肤变黄，肝脾肿大，尿呈酱油色，更严重者甚至会死亡。

脆性 X 染色体患者：患者均是低智能男性。

先天性无丙种球蛋白症、遗传性视神经萎缩、遗传性耳聋等，也均是 X－连锁隐性遗传病。

19. 在什么情况下生女孩好

遗传是在染色体的作用下，将同质的东西由父母传给子女，亲子间体形、容貌类似就是遗传的结果。在遗传基因中，即使是父母传给子女，依疾病的不同，有些性别会发病，有些性别就不会；也因性别的不同，有些会具有潜在的致病因子，有些又不会，这时就需要进行性别选择，需要掌握生女生男的方法了。

因性别不同，遗传的情形也不同。女性的性染色体为 2 条 X 染色体，即使有一边的 X 染色体是异常遗传因子，只要另一边的 X 染色体正常，就可以将另一边的异常"遮盖"过去。因此，这类女性虽说是携带者，异常的症状却不会出现。

男性的性染色体是 X 染色体与 Y 染色体 2 条合为 1 套，当 X 染色体异常时，由于 Y 染色体不能"遮盖"异常的 X 染色体，就会出现遗传病的症状。

若母亲具有潜在血友病的遗传因子，而父亲是正常的，生下的孩子如果是男孩，50% 会出现血友病的症状。但若是女孩的话，虽然也有 50% 左右的血友病遗传可能性，但是却不会出现血友病症状。因此，若母亲是血友病等伴性遗传的带原者，那么生下的是女孩，对孩子而言是幸运的。此外，夜盲症或肌肉营养不良症等，同样还是生女孩比较好。

20. 患有色盲的家族只生男孩就会使色盲中断

"色盲"患者大都是红绿色觉异常，无法分辨红色与绿色，这是一种遗传现象。色盲占男性的4%～5%，患者无法胜任某些职业，对婚姻也较不利，故患者多隐瞒真相，不愿说出来。

有没有避免色盲的方法呢？事实上这个遗传并不是由父亲直接传给男孩的，如果色觉异常的父亲生下女孩，这个女孩将成为病原携带者。当这个女孩成为母亲时，生下的男孩就会得色盲。也就是说，色盲是男性通过女儿再传给其孙子的，这称为"霍纳法则"。

因此，若患有色盲的家族只生男孩不生女孩，这个家庭的色盲遗传就会中断。

21. 人工控制胎儿性别的临床意义

①从医学观点来说，最重要的是能通过选择胎儿性别来避免若干与性别有关的家族性先天性疾病或畸形。如色盲男人与正常视力女人结婚，子女皆正常，色盲只通过其女儿传给她的男性孩子的半数。为避免后代再出现色盲，则可只生男孩而不生女孩。如抗维生素D性佝偻病，此病为性联显性遗传，男性患者只能将此病传给女孩，故只生男孩即可避免后代的畸形。女性患者，其子女均可患此病，但男孩较重，女孩症状很轻，往往只有血磷降低，而无佝偻病性的骨骼变化，故生女孩为宜。此外，血友病、假性肥大型进行性肌营养不良症等均为伴性遗传性疾病。此类疾病的遗传与胎儿性别有关，所以，人为控制胎儿性别就显得非常重要。

②有利于计划生育。在实行了计划生育后，若干家庭要求解决选择胎儿性别的问题，如能加以控制，则更有利于计划生育的推广。

22. 生男生女的方法原则上应限于防止遗传病

优生是我国人口政策的一项基本内容，应该大力宣传，加以倡导。在优生工作中，避免遗传疾病是一项较为重要的内容。在遗传疾病中，有很多的疾病存在性别规律，即所谓的伴性遗传。伴性遗传疾病中往往男性易发生，女性为隐性带病者。因此，对于有伴性遗传疾病家族史者，应关注生育性别的选择问题。科学家们经过实践发现，人工选择生男生女法可在一定程度上阻断遗传病的传递，为那些深受遗传病困扰的人们提供了一个好消息，也为人类的优生事业做出了一份贡献。无论生男生女，只要健康聪明就是家庭的幸福，国家的幸福，因此，生男生女都一样，重男轻女是错误的旧观念，严禁非医学需要鉴定胎儿性别。生男生女的方法，原则上只应用于防止遗传病，优生优育利国利民。

23. 提倡生男生女顺其自然

只要孩子健康聪明都是福，都能为家庭、社会造福，所以提倡生男生女顺其自然。

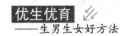
第三部分　优生的智慧

1. 优生是怎么回事

优生是指生育健康、聪明的后代。一般把优生学分为"消极优生学"和"积极优生学"两种，前者又称负优生学或预防性优生学，是用产前诊断、遗传咨询等手段，减少有遗传性疾病的孩子出生，降低先天性畸形或遗传性疾病的患病率，即劣质的消除，但不是对劣质的遗传因素个体的消灭；后者又称正优生学或演进性优生学，是通过人为的因素，减少或消除不利的遗传基因，增加或移植优良的等位基因，来培育优生婴儿，增加优秀人才的数量，即优良遗传因素的扩展。两者说法不同，目的为一：消除劣质的遗传因素，扩展优良的遗传因素，提高人类的素质。

英国科学家弗朗西斯·高尔顿1883年提出"优生"这一概念。我国马王堆帛书《胎产方》有"内象成子"的论述，此为胎教和优生的最早萌芽。南北朝《褚氏遗书》所说的"孕而育，育而子坚壮强寿"，即寓有优生优育之意。据《中国通史简编》考证，我国早在公元前12世纪便提出了同姓不婚，认为"男女同姓，其生不藩"，历代均有所发展。

人才是最宝贵的具有决定意义的财富，关系到国家的盛衰，民族的兴亡。人才的培养，应从优生做起，优生优育，利国利民。

2. 优生最佳年龄是多少

女性：随着女性性器官与心理的成熟，女性受孕的最佳年龄为24～25岁，在25～26岁时生育第一胎最为理想，如因上学等原因做不到，在30岁前生育也是比较理想的。若30岁以后生育，将会使分娩难度加大。

男性：据科学研究表明，对于中国男性来说，25～40岁是最佳的生育年龄。从20岁开始，男性的身体发育已经基本达到成熟，到了25岁，男性的生理、心理两方面达到完全成熟，到了40岁以后，男性生育能力才开始明显下降。

3. 优生最佳季节是什么

中医认为，万物均遵循着春生、夏长、秋收、冬藏的规律，其中春天与秋天是最温和的季节，象征着生长和丰收。春末与秋初是人类生活与自然最和谐的季节，也是受孕的最佳季节。此时气候温和适宜，呼吸道传染病与风疹病毒感染流行较少。此时，孕妈妈的饮食起居容易调节，这样可使最初阶段的胎宝宝有一个安定良好的发育环境，对于胚胎的发育、优生非常有利。

4. 最佳受孕时刻是什么

目前科学家根据生物钟的研究表明，人体的生理现象与机能状态在一天24小时内是不断变化的，早7时至12时，人的身体机能状态呈上升趋势；13时末至14时，是白天里人体机能的最低时刻；下午5时再度上升，晚11时后又急剧下降。而最佳受孕时刻，则普遍认为晚上9～10时性交是最佳时刻。

5. 最易受孕的性交频率是多少

一些夫妻在想要宝宝的那段时间，会有意识增加性交的次数，认为这样可以尽快怀孕，但结果往往适得其反。

准备受孕之时，既不要性交过频，也不要性交过疏，因为夫妻性交频率过高，会导致精液量减少与精子密度降低，使精子活动率及生存率显著下降，精子并没有完全发育成熟，与卵细胞相会的"后劲"大大减弱，受孕的机会自然降低；性交过疏会使精子老化，活力欠佳。因此，若想要宝宝，夫妻的性生活以每周1～2次为适中，并注意在女性排卵期性交。

6. 人流是优生的大敌且伤害身体

临床发现，头胎做人流手术，可能引发反复流产、早产、大出血、婴儿体弱多病等多种危险，且头胎做人流手术的人，许多发生了严重的妇科病，如乳腺病，甚至癌症。

头胎做人流的妇女，由于子宫会发生损伤，胎儿的红细胞 Rh 抗原易从子宫损伤处进入母体。这种情况一旦出现，就会造成母体产生抗 Rh 血型的抗体。它可在女方再次怀孕后通过胎盘进入胎儿体内，然后对胎儿的红细胞起到凝集与溶解的作用，这种情况一旦发生，不仅可造成孕妇发生流产、早产，还可导致胎儿患重病，致残甚至死亡。

人流经阴道进行，如有器械消毒不严、术后不卫生等情况，将增加细菌感染的机会，导致子宫内膜炎、宫颈炎等。若原来生殖系统有炎症，还可引起炎症扩散，加重疾病。

人流打乱了原有的内分泌状态，干扰了正常妊娠过程，可引起内分泌失调而造成月经紊乱。

人流是个创伤，可引起子宫收缩不良，造成术后出血不止与贫血。

若妊娠时间短、子宫倾屈度过甚等，可导致人流不全，也可引起术后出血不止。如再进行刮宫止血，还可造成子宫壁创面愈合粘连。人流若造成子宫内膜与肌层发生损伤，子宫变薄，日后再次妊娠时，由于胎盘血液循环障碍，胎盘功能不全或胎盘发生粘连，不仅容易发生出血性休克，还会造成死胎与新生儿死亡。尤其是完全植入性胎盘，由于胎盘粘连不易剥离，出血量大，需立即进行子宫切除，方可挽救患者生命。

人流为强行中断妊娠，此时由于体内激素水平骤降，内分泌功能发生紊乱，迫使迅速生长发育的生殖系统、乳腺等器官停止生长，这对生殖器官、乳腺等器官将造成损伤，这些损伤可使女性在以后发生生殖系统疾病与乳腺疾病。因此，头胎人流是育龄妇女及优生的"大敌"，且伤害身体。

7. 流产后何时再孕利于优生

流产后，人的体力需要恢复，子宫与卵巢需要"休整"，在流产刮宫或吸宫以清除宫腔内残留组织的同时，子宫内膜受到了不同程度的损伤，等恢复正常就需要一定的时间。因此，流产后要经过一定时间的身体恢复，再受孕才利于优生，这与庄稼收割后总得进行翻土、耕耘、施肥，然后再栽苗的道理是一样的。受精卵是种植在子宫内膜上的，流产后的子宫内膜受到损伤，若新的子宫内膜尚未长好又怀孕了，不但不利于优生，反而会导致流产。若是药物流产后，中间间隔的时间短而再次受孕，原来药物中的雌激素还在起着杀伤精子的作用，那么第二次怀孕时的受精卵发育就会受到影响，很有可能会异常发育，从而造成再次流产或胎儿畸形。

一般认为，流产后至少隔半年，最好一年再怀孕较适宜。因为人体经过半年到一年的休息后，无论是体力、内分泌，还是生殖器官的功能，均基本恢复到了正常。再说，如果第一次流产是因为受精卵异常所致的话，那么，两次妊娠期相隔的时间越远，则再次发生异常情况的机会也就越少。

8. 口服避孕药影响优生吗

在应用口服避孕药进行避孕的过程中，若漏服、不按规定服，均有可能造成避孕失败而在不知不觉中受孕。那么，口服避孕药是否影响胎儿发育呢？孕期用药，主要是通过母婴物质交换的重要器官——胎盘影响胎儿，已知性激素对胎儿与新生儿皆有不良影响与毒性，可致畸、致癌。雄激素与合成孕激素（如甲地孕酮、氯地孕酮），尤其是由睾丸酮衍化而来的合成孕激素（炔诺酮），均可导致女胎男性化，表现为外生殖器的异常，像阴蒂肥大、阴唇融合粘连等。雌激素不仅会引起男胎女性化，还会通过刺激肾上腺增加雄激素产量而使女胎男性化，子代先天性心脏病发生率也增加 2~3 倍。

有人认为口服避孕药会增加染色体畸变率，特别是染色体断裂率会显著增高。连续服药或停药几个月内受孕者的自然流产率增高，且这些流产儿的染色体畸变率高。不过也有资料显示，孕前或孕时曾服用过避孕药者与未用药者的畸胎率比较，两组无明显差别。关于口服避孕药对子代的影响，尚有争论，鉴于目前中国广泛采用的短效避孕剂量仅为原始剂量的1/4，一般认为还是相当安全的。

9. 停服避孕药多长时间后受孕比较合适

有资料表明，服用避孕药6个月的妇女，在停药后的第1个月经周期就能恢复排卵的功能，有的体内激素水平还高于过去正常的水平，往往更容易怀孕。服用避孕药在1年以上的妇女，在停药后的1~2个月内开始排卵。服用避孕药的男子不管时间多久，在停药3个月后精液就恢复正常。

停止服用避孕药多长时间后怀孕比较合适呢？据观察，停药后立即受孕，双胎的发生率可增高1倍，主要为双卵双胎。最近英国对5500名服药妇女进行观察，未发现口服避孕药对下一代有不良影响，其畸变率、流产率无明显差别。有的科学工作者进行研究，并没有发现口服避孕药者的生殖细胞内染色体有什么异常改变。可见，用口服避孕药不会造成遗传病。因此认为，从停药到再次受孕的时间长短，似乎并没有什么关系，其对排卵功能的抑制一般在停药5周左右就已经解除。但是，由于目前关于长期服药对胎儿的远期影响还没有足够的把握，为了慎重起见，绝大多数学者主张以停服避孕药半年之后再受孕为宜。

10. 电磁污染影响优生吗

电视、电脑、音响、打印机、复印机、电冰箱、吸尘器、微波炉、无线电台、移动电话、无绳电话、输电线路等，所有通电设备均会产生电磁波，而操作这些电器的孕妇或者是准备怀孕的育龄女性，应如何科学地保护自己与宝宝，是一个值得关注的问题。

据有关资料报道，从 1990 年到最近，中国、美国、加拿大、日本、波兰、瑞士、荷兰等国家，先后对接触电脑显示终端的孕妇（含孕前 3 个月）与未接触的对照组孕妇相比，流产率为 14.5% ~ 29.0%，而对照组为 5.5% ~21.3%。大部分报告均得出"流产异常发生率显著高于对照组"的结论，但对子代出生缺陷增加未有结论。学术界与世界卫生组织专家一致认为："电脑显示终端工作环境中有些因素可能影响妊娠结果，最有可能的因素是低频电磁场。"在这之前，科学家进行的一些动物实验表明，各种不同的电磁辐射场可导致哺乳动物生殖细胞染色体畸变与基因调控失衡。因此，孕妇或准备怀孕的育龄女性还是尽量少接触电器为好。

11. 如何实现优生

（1）择优婚配，预防遗传疾病

婚姻匹配是优生的第一关键。所谓匹配，是指年龄相当、血缘不亲、身体健康的男女双方结合。

适龄结婚，切忌早婚。

近亲不婚，减少残疾。三代以内有共同祖先的男女结婚称为近亲结婚。从遗传学上来说，"近亲"指的是较近的血缘亲属。成书于春秋战国时期的《左传》提出："男女同姓，其生不蕃。""内官不及同姓，其生不殖，美先尽矣，则相生疾。"《国语》曰："同姓不婚，恶不值也。"1980 年的我国《新婚姻法》中明确规定："直系血亲和三代以内的旁系血亲禁止结婚。"这是有科学道理的。

婚前体检，疾愈而婚。婚前体检，可发现生殖器官的发育缺陷或不利于生育的疾病，尤其是通过婚前检查和家族调查，可以发现遗传病或遗传方面的问题，目前已发现有 3000 多种疾病与遗传有关。

（2）注意交合避忌

不良地利不宜交合。

不良天时不宜交合。由于恶劣的气候超过了人体的自身调节功能，导致人体阴阳失去平衡，发生气血紊乱，达不到神交的和谐程度，自然易病，影响优生。

情绪不佳不宜交合。现代研究证实，精神愉快，心情舒畅之际交合，有利于优生。有研究发现，一些注意在心情舒畅之际交合，性生活美满者，后代多聪明，反之则差。

醉不交合。现代研究证明，"酒可乱性，亦可乱精"的结论是有科学道理的。饮酒尤其是长期饮酒可使血中睾酮水平降低，特别是平时不饮酒的男性，即使多饮一次烈性酒，也可能引起睾酮水平降低，24小时以后才可恢复正常。临证所见死精子症、畸形精子症等，咨询发现多数都有饮酒的嗜好。若酒后受孕，极易导致胎儿智力低下、畸形、死胎等现象。古代著名文人李白、陶渊明的后代多智力低下可为例证。

吸烟不交合。一支香烟可以产生2000毫升的烟雾，内含尼古丁、烟焦油、一氧化碳等多种有害物质。这些有害物质不但危害人体健康，而且会引起性功能障碍、精子畸形、染色体异常等，可导致胎儿发育异常。吸烟量越大，吸烟时间越长，则精液中畸形精子的比例和胎儿致畸率也越高。孕妇吸烟可导致胎盘血管痉挛，胎儿缺氧而造成大脑发育迟缓、体质过低、先天性心脏病等；被动抽烟，同样有害，故为了健康与优生提倡戒烟。

病不交合。有病者不应怀孕，应积极调治，待病愈之后再孕，以利优生。

劳不交合。凡是日常工作过于劳累，均可损伤血气，进而影响精液的化生。因此，平时要注意避免过度劳累，以利于养精。血充精旺，就为优孕创造了良好的物质基础。

怒不交合。怒为肝志，如果过怒、多怒则相火随之而动，疏泄太过，肾的闭藏作用失职，虽然没有进行男女交合，精血亦因之而暗耗。精血亏损，一旦受孕，影响优生，且多怒影响性高潮的到来，影响优生。孕后多怒等情志不畅，则影响胎儿的身心发育，不利优生。

（3）节欲惜精

性交过频，不但精子的质量不好，而且性交的快感较差，影响优生。俗语"小别似新婚"，适当地节欲，精子的质量、性交的快感均可增强，有利于优生。

（4）性和谐

先戏两乐，有利于达到性高潮，达到性高潮时，阴道内发生一系列的变化，利于受孕与优生。

（5）孕期保健

胎儿的正常发育，即靠先天精血养育，亦与孕期的摄生优劣关系密切。提倡孕期保健，是保证优生的重要因素，故孕期应注意做好以下事项。

合理营养。胎儿在子宫内生长发育，主要依靠来自母体供应的营养，孕母既要负担胎儿营养，又要保证自身的营养，因此必须增加营养，并要合理搭配，注意全面营养，防止偏食。例如，维生素 D 和钙磷长期不足，不但会影响胎儿的骨骼发育，而且孕母自身也会引起骨软化症；如缺少铁，将会引起胎儿生长发育不良，孕母身体会贫血；如锌营养不足，将会影响胎儿正常发育，或引起胎儿畸形。根据对人脑发育的研究得知，在怀孕第 10～18 周，是胎儿脑细胞生长的第一个高峰期，出生后第 3 个月是婴儿脑生长的第二个高峰期。孕期以及产后 3 个月，尤应注意食鸡蛋和鱼，以利于优生。

孕期卫生。慎起居，适寒温，衣着要宽大舒适，对乳房不宜束缚过紧，以免限制乳房的增大和腹中日益增长的胎儿活动。

孕期慎忌。①病毒感染：感染风疹、带状疱疹、麻疹、脊髓灰质炎、单纯疱疹、流感、肝炎等病毒，可通过胎盘屏障进入胎儿体内，导致胎儿出现心脏畸形、耳聋、白内障、肝脾肿大、小头症、紫斑病、智能障碍，甚或使胎儿宫内死亡、流产或早产等。②慎用药物：某些药物可通过胎盘进入胎儿体内，导致胚胎基因和染色体突变，引起胎儿畸形、死胎、流产,例如反应停(致海豹儿)、利眠宁(致唇颚裂)、阿司匹林(致骨骼、神经系统、肾畸形)、巴比妥类(致指趾短小)、雌激素(致男婴女性化)、安宫黄体酮(致女婴男性化、男婴尿道下裂)、氯霉素(抑制骨髓,致灰婴综合征)、四环素(使牙釉质发育不全、先天性白内障)、卡那霉素(损害听神经,引起先天性耳聋、肾损害)、磺胺类(引起新生儿黄疸、核黄疸)等。因此,妊娠期不能滥用药物,若因治病服药,必须在医生指导下使用,以确保孕妇和胎儿不受损害。③忌房劳:妊娠期性生活应有所节制,尤其在妊娠3个月内及妊娠晚期应禁止性生活。④忌喝酒抽烟:饮酒过量,不仅危害母体,也必然损及胎儿。大量资料表明,酒精分解后形成的某些有毒物质,能通过胎盘屏障进入胎儿体内,导致"胎儿酒精中毒",胎儿发育迟缓,生出的子女多有生长停滞,智力低下,性格异常,甚或发生畸形,故孕期应戒酒。据检测,烟草中有1200多种有毒物质,这些有毒物质可使子宫及胎盘血管收缩,血流量减少,使胎儿得不到足够的养料和氧气,致使胎儿处于缺氧状态,影响胎儿的生长发育,导致流产、早产及死胎等,且所生孩子多体弱多病,智力低下。另外,烟中的有毒物质,还能引起遗传物质发生突变,引起胎儿发生先天性心脏病,以及发育畸形。因此,为了母子健康,孕妇不仅自身不吸烟,还要避免被动吸烟的危害。

(6)胎教

胎教不是指胎儿直接从母亲的心理活动接受教育,而是指母亲在怀孕期间的多种活动,尤其是精神修养能够影响胎儿发育。

事实证明,中医学的胎教之说,是有学术价值的科学理论。多普勒测定仪监测和子宫内窥镜观测证实,3个月以后,胎儿的大多数器官已逐步发育完善,其耳目和感觉对外界的声音、动作皆有反应,故孕妇长时间的恐惧、愤怒、烦躁、悲哀等,可导致身体功能和各种内分泌激素发生明显变化,并诱使子宫内环境改变而影响优生。

由于孕妇的情绪与修养对胎儿的健康和智力发育有很大的影响，所以，避免对孕妇身心健康的精神刺激非常重要。同时，其家庭成员也应给予孕妇更多的关心，让孕妇常听悦耳的琴瑟之音，多看优美的画景，使其情绪安定、舒畅，这样有益于胎儿出生后的健康与聪慧。

（7）产前诊断

产前诊断，又称"出生前诊断"或"宫内诊断"，是预防出生有严重先天性、遗传性疾病患儿的有效方法，是为积极性治疗和选择性流产提供科学依据，常用的方法有羊水检查、B 型超声、夫妇血型及 Rh 因子检查。

①产前筛查是怎么回事

产前筛查就是用比较经济、简便并且对胎儿与孕妇无损伤的检测方法，在外表正常的孕妇中查找出怀有唐氏综合征等严重先天性缺陷儿的高危个体，包括超声筛查与血清学筛查。

通俗地讲，就是根据孕妇的基本信息，通过血液与超声检查结果，综合计算出可能分娩唐氏儿的风险，从低危孕妇中找出具有分娩唐氏儿的高风险者，这是一种可能性的估计。因此，筛查结果并不能确切判断出胎儿是否为唐氏儿。

②产前诊断是怎么回事

产前诊断，又称为宫内诊断或出生前诊断，它应用现代医学技术手段与遗传学方法，在胎儿出生前就可及早了解胎儿在宫内的发育状况，对胎儿先天性缺陷与遗传性疾病做出诊断，以便进行相应的干预措施。

产前诊断是通过一些有创的手段，如绒毛活检、羊膜腔穿刺、脐带穿刺等获得胎儿的细胞，并对胎儿染色体、基因等进行分析，得到一个明确的诊断。

产前诊断是一门基础医学与临床紧密结合的边缘学科，涉及细胞遗传学、分子遗传学、生物化学、影像学、免疫学、产科学等内容。

因此，产前诊断具有"三高"的特点：高科技性、高不确定性、高风险性。

③我国目前应用的产前筛查指标有哪些

我国目前应用的产前筛查为中孕期筛查，是指在怀孕 14～20 周进行唐氏综合征筛查，主要是抽取孕妇静脉血检查，这种筛查方法是结合了孕妇年龄、体重、孕周以及生化指标进行综合评估，是我国中孕期筛查的常用方法。

甲胎蛋白（AFP）；

β 游离绒毛膜促性腺激素（HCG）；

非结合性雌三醇（uE3）；

抑制素 A；

以上指标联合应用，可提高唐氏综合征的检出率，联合方案有二联、三联与四联。筛查阳性比例为 5%，中孕期母亲血清筛查可检出 50%～70% 的唐氏综合征患儿。

④唐氏综合征是怎么回事

唐氏综合征（Down's syndrome，DS），即 21－三体综合征，在染色体检查中可以看到 21 号染色体由一对变成了三个。因此，称为 21－三体，是新生儿中最多见的染色体病，在 1/800～1/1000 活产儿或 11150 次妊娠中即有一次发生机会，占小儿染色体病的 70%～80%，其发病率随母亲年龄的增高而增高。我国目前大约有 100 万以上的患者，主要表现为智力低下，发育迟缓和面容特殊，可伴随有先天性心脏病。目前此病尚无治疗手段，唯一预防的手段就是通过产前筛查和产前诊断检出患病胎儿后终止妊娠，阻止唐氏儿的出生，减轻家庭和社会的负担。

⑤超声检查对胎儿是否有损伤

以目前超声检查的设计，并没有数据显示超声波检查会对胎儿产生重大不良的影响及致胎儿明显畸形。但有部分研究显示，利用阴道及腹部超声检查，对早孕妇女胚胎的安全性进行了对照研究，认为经阴道检查超过 10 分钟可导致胚胎超微结构损伤与生化反应异常。因此，对早孕胚胎应尽量不用阴道超声检查或尽量缩短检查时间。国外有人对超声安全性方面进行了回顾性分析，认为 M 型超声与二维超声肯定对胎儿没有危害，但对于在孕早期的超声检查仍应保持谨慎，而对于孕早期时使用高能多普勒检查时应慎重选择。

（8）治疗母疾，祛除劣胎

为了优生，及时治疗母亲的疾病非常重要。积极治疗孕期疾病，以保证胎儿的正常发育；对于孕妇因患严重疾病不宜生育者，应当选择堕胎。从优生的角度看，孕妇患严重疾病可导致胎儿发育障碍，及出生后无生活能力的孩子，如无脑儿、血友病母亲所怀男性胎儿、孕早期患过风疹等病毒性疾病或用过大量可致畸药物者，有选择性地堕胎是一个积极有效的防治措施。

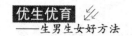

第四部分　孕前准备

1. 准爸爸孕前应怎样准备

婴儿出生缺陷绝不仅与女性的孕前、孕期保健有关，与男性也有着同等重要的关系。因此，优生保健在孕前、孕期值得每一位准备做父亲的男性高度重视。

（1）至少在孕前3个月之前开始优生保健

因为，精子的数量与质量对能否生育一个聪明健康的宝宝至关重要，而精子成熟需要近3个月的时间。所以，男方的准备也至少在3个月之前开始。

（2）科学治疗生殖系统疾病

在男性生殖器官中，睾丸、附睾、输精管、精索动静脉、前列腺液中任何一个部位出现问题，均会影响精子的产生与运输。

（3）适当的性生活

性生活过于频繁则精液稀少，精子的数量与质量也会相应减少与降低。一般2～3天性交一次即可，并注意在排卵期性交。

（4）防止睾丸局部温度升高

睾丸必须在34℃～35℃的环境中才能正常产生精子，温度过高可以杀死精子，或不利于精子生长，甚至会使精子活力下降而造成不育。因此，要尽量避免久坐不动、长时间骑车、穿紧身牛仔裤、洗桑拿、用过热的水洗澡或洗澡时间过长等，以免导致睾丸温度升高，不利于产生正常的精子。

（5）避免接触有害物质

许多化学、物理、生物因素均可引起精子畸形或染色体异常，如铅、苯、二甲苯、汽、油、聚氯乙烯、X 线及其他放射性物质、麻醉药、农药、除草剂等。

若接触农药、杀虫剂、二氧化硫、铜、镉、汞、锌等有害物质过久，体内残留量一般在停止接触后 6 个月至 1 年才能基本消除。因此，在此期间不宜受孕。

（6）避免影响精子质量的药物

不要应用氯丙嗪、利血平以及含雌激素的护肤脂等，因为这些物质都会不同程度地影响精子的生存能力，并可造成畸形精子的数目大量增加。

（7）改变不健康的生活方式

男性在孕前至少 3 个月戒除烟酒，因为酒精可使精子发生形态与活动度的改变，甚至会杀死精子，从而影响受孕与胚胎发育，导致先天智力低下与畸形儿的发生率增高；而烟中含有多种有害物质，也会影响精子的质量与性功能。生活方式应有规律，劳逸结合，适当运动，改掉一些不良习惯，比如熬夜、长时间上网等。

（8）合理膳食

精子的生存需要优质蛋白质、钙、锌等矿物质及微量元素，需要精氨酸及多种维生素等。每种食物均有其营养价值与特色，食谱尽可能多样，且要求荤素搭配。如果偏食，饮食中缺少这些营养素，精子的生成会受到影响，从而造成少精症、弱精症等。

（9）心理平衡

若经常忧郁、脾气暴躁等，会使大脑皮质功能紊乱，造成神经系统、内分泌功能、睾丸生精功能以及性功能障碍，也会影响精子的质量。

2. 准妈妈的孕前检查

生一个健康聪明的宝宝，孕前检查极为重要。孕前检查主要是对与孕育相关的因素进行有针对性的系统的规范检查，是保证优生后代的必要条件之一。

准妈妈的疾病若没有在孕前诊断治疗，等到怀孕时才发现，不但对胎儿健康有损，更会影响母体。生命的诞生需要精子与卵子的结合，男性无精子症等疾病自身并不一定有不适感觉。因此，男女双方均需做孕前检查，以确保正常怀孕从而生育健康聪明的宝宝。

（1）孕前一般检查

①体格检查，测量血压

对全身做一次全面的、系统的检查。如果曾患有某种疾病，就应当请专业医生检查一下，是否已痊愈，或者已好转，当医生说适合怀孕时，方可受孕。

②妇科检查

一些生殖道致病微生物，如滴虫、霉菌、淋球菌、沙眼衣原体、梅毒螺旋体等，可以导致胎儿宫内或产道内感染，影响受孕及胎儿的正常发育，还会造成流产、早产等危险。如有感染，应推迟受孕时间，先进行科学治疗。

③口腔检查

若孕期牙痛用药或做拔牙等手术，则对妊娠有一定的影响，因此孕期牙病治疗起来很棘手。特别是当牙龈等软组织发生炎症时，细菌容易进入体内，引起胎盘血管内膜炎，从而影响胎盘功能，造成早产。因此，孕前应进行口腔检查，发现牙患，宜尽早科学治疗。

④血常规与血型

了解血色素的高低，若有贫血可以先治疗，再怀孕；了解凝血情况，若有异常可先治疗，避免在分娩时发生大出血等意外情况；了解自己的血型，万一分娩时大出血，可及时输血治疗。

⑤尿常规

了解与之相关的病变。

⑥大便常规

查虫卵、潜血试验等，排除肠炎、痔疮、息肉等疾病。

⑦肝、肾功能检测

检查肝、肾功能的各项指标，诊断肝脏与肾脏有无疾病。

（2）孕前特殊检测

①乙肝病毒抗原抗体检测

乙肝病毒能通过胎盘导致宫内感染或通过产道感染，造成胎儿出生后成为乙肝病毒携带者。因此，需要了解自己是否携带乙肝病毒。

②性病检测

梅毒、艾滋病是性传染病，严重影响胎儿健康。如果夫妻双方怀疑患有性病或曾患性病者，应进行性病检测。检测结果异常时，应先进行科学的治疗。

③ABO溶血检查

包括血型与抗A、抗B、抗体滴度的检测。如女性有不明原因的流产史或其血型为O型，而丈夫血型为A型、B型时，应检测此项，以免宝宝发生溶血症。

④糖尿病检测

包括空腹血糖检测与葡萄糖耐量实验。妊娠会加重胰岛的负担，常常使糖尿病症状更加明显，或发生妊娠期糖尿病，甚至出现严重的并发症。因此，原来患有糖尿病的女性，必须先请医生检查评估后，再决定是否怀孕。若经专业医生确定可以怀孕的话，必须在专业医生的指导下，严密地监测与科学治疗。

⑤子宫颈刮片检查

子宫颈刮片检查能及早发现子宫颈癌，一个简单的子宫颈刮片检查，就可以让准妈妈们在怀孕时更安心，毕竟一个好的子宫环境才能孕育出健康聪明的宝宝。

⑥TORCH 检测

检查的一些特殊病原体是弓形体、风疹病毒、巨细胞病毒与单纯疱疹病毒，简称 TORCH。这些特殊的病原体是引起胎儿宫内感染，造成新生儿出生缺陷的重要原因之一。虽然孕妇感染大多无典型的临床表现，但胎儿感染后常可发生死胎或严重的后遗症，严重危害新生儿健康。

⑦其他

还有些特殊的检查，主要是针对各种不同的遗传疾病，需找专业医生分别咨询。若曾有异常孕产史，如自然流产、死胎、胎儿发育畸形或新生儿不明原因死亡等，在下次怀孕前，应到医院遗传优生咨询门诊进行咨询，并做相应的检查项目。

3. 准爸爸的孕前检查

准爸爸的检查项目有体格检查，血、尿、便常规及肝肾功能、性病检测。如接触放射线、农药、化学物质等，可影响生殖细胞，应做精液检查等。

男性泌尿生殖系统的检查也是必不可少的。另外，肝炎、梅毒、艾滋病等传染病检查也是很有必要的。

4. 孕前遗传咨询

遗传咨询的目的是确定遗传病基因携带者，并对其生育后代的患病危险率进行预测，并采取相应的预防措施，减少遗传病患儿的出生，降低遗传病的发病率，从而提高人群遗传素质与人口质量。因此，有以下情况之一者更需进行遗传咨询。

资料表明，染色体偶然错误的概率在接近生殖年龄后期明显增高，因此父亲年龄超过 45 岁，母亲年龄超过 35 岁者，卵子与精子就相对老化，发生染色体错误的机会随之增加，生育染色体异常患儿的可能性也就增加。据统计资料显示，这种可能性约为 4.5%。

由于染色体异常的胎儿容易发生流产，故有习惯性流产史的女性应有所警惕，在再次妊娠前男女双方应进行详细的体格检查与遗传咨询。

已生育过先天愚型孩子的孕妇，其第二个孩子为先天愚型的概率为 2% ~3% 。

近亲结婚的夫妇所生婴儿出现遗传缺陷的危险性大大增加。

家族成员中或本人有遗传病或先天性智力低下者。

经常接触化学药剂或放射线的工作人员。

染色体平衡异位携带者，以及其他遗传病基因携带者。

羊水多、胎儿宫内发育迟缓者。

性器官发育异常，须经专业医生确定性别，决定能否结婚与生育。

妊娠早期（10 周内）有高热、服药、接受过 X 线、患风疹史，对胎儿不利者。

孕早期病毒感染的孕妇与经常接触猫、狗的孕妇。

对上述有出生遗传病与先天畸形胎儿风险的父母，应到正规医院找专业医生，做好遗传咨询与产前诊断，对异常胎儿应采取选择性流产的办法避免患儿出生。对于那些有出生严重遗传病患儿风险的父母来说，应采取积极的避孕措施。如果夫妇均是罕见隐性致病基因携带者，则应采取绝育手术，从根本上阻断遗传病的发生。

5. 孕前居室环境应怎样安排

当夫妇决定生育宝宝时，应为孕妇、产妇、婴儿提供一个舒适温暖，利于优生优育的"窝"，这样才会使孕妇顺利度过妊娠、分娩的过程。

阳光照射和室内保温合适。没有阳光的屋子，孕妇与将来问世的孩子得不到阳光的照射，身体中的钙吸收就会受影响，也将影响孕、产妇与孩子的骨骼发育，且会增加产妇的产后疾病，如关节疾患等。

房屋要适当通风、保温，不然夏季室内潮湿高温，冬季寒冷，不利于孕妇与婴儿的健康。

室内应经常打扫，不留死角，保持清洁。

装修与家具尽量选用合格，并对人体无害或危害较小的材料。装修与家具中使用的各种人造板，从中释放出的甲醛不仅是可疑致癌物，还有可能造成女性月经紊乱与月经异常。各种油漆、涂料与胶黏剂释放的苯，甚至能够直接影响胎儿发育。

一定要在受孕之前维修好房屋，按需要增设取暖设施。

一般新居应在装修完至少3个月或半年后方可入住。如果想在新居室怀宝宝，可以请专业人员检测房中有无装饰涂料等化学毒物的污染、石材的放射线是否超标等。

准备婴儿用的房间时，使用的装修、装饰材料都应选择无毒、容易清洗的。装修完毕，尤其是孩子放置衣物、玩具的柜子等搬进房间以后，要提前开窗通风，让有害物质充分挥发出来，散发出去。

6. 孕前戒烟多长时间为宜

香烟在燃烧过程中会产生多种有害物质，尤其是产生的苯丙芘有致细胞突变的作用，对生殖细胞有损害，卵细胞与精子在遗传因子方面的突变，会导致胎儿畸形与智力低下。因此，夫妇在怀孕前夫妇双方一定都要戒烟。对女性怀孕影响最大的首推香烟，香烟中的尼古丁有致血管收缩的作用，女性子宫血管收缩，不利于精子着床。应特别警惕的是不吸烟的女性若与吸烟的人在一起，也会受到影响，二手烟危害极大。妻子若和吸烟的丈夫在一起，她便会吸入漂浮在空气中的焦油与尼古丁。因此，如夫妇计划生孩子，就应该在怀孕前至少3个月或半年夫妇双方同时戒烟，如怀孕后再戒烟就为时过晚了。

7. 孕前忌酒好

酒的主要成分是乙醇，乙醇可使生殖细胞受到损害，使受精卵不健全。因此，喝酒肯定会对胎儿的大脑造成损伤。孕妇无论什么时候饮酒，均会对胎儿的神经系统造成损伤，尤其是在怀孕头3个月与怀孕6个月后要注意戒酒。由于怀孕最初3个月，正是胎儿形成的重要阶段，如妊娠早期饮酒，胎儿的大脑细胞分裂受阻，易导致中枢神经系统发育障碍，从而造成胎儿智力低下。胎儿生长的高峰是在妊娠的 6 个月以后，如里这时还坚持饮酒，将会给胎儿带来更严重的损害。

此外，酒精也会影响男性精子的质量，从而增大胎儿致畸的危险性。因此，准备要孩子的夫妇应该至少提前三个月戒酒。

8. 孕前和孕后应远离的化妆品有哪些

爱美之心，人皆有之。化妆本来并非禁止之事，可当您怀孕之后，须警惕某些化妆品中包含的有害化学成分影响优生。因此，孕妇应该远离下列化妆品。

（1）染发剂

据国外医学专家调查，染发剂不仅会引起皮肤癌，还会引起乳腺癌，导致胎儿畸形。因此，孕妇不宜使用染发剂。

（2）冷烫精

据法国医学专家多年研究，孕妇不但头发非常脆弱，而且极易脱落，若是再用化学冷烫精烫发，则更会加剧头发脱落。此外，化学冷烫精还会影响孕妇体内胎儿的正常生长发育，少数妇女还会对其产生过敏反应。因此，孕妇不宜使用化学冷烫精。

（3）指甲油

目前市场上销售的指甲油大多是以硝化纤维为基料，配以丙酮、乙酯、丁酯、苯二甲酸等化学溶剂与增塑剂，及各色染料制成，这些化学物质对人体有一定的毒害作用。孕妇用手拿东西吃时，指甲油中的有毒化学物质极容易随食物进入体内，并能通过胎盘与血液进入胎儿体内，日积月累，就会影响优生。此外，有的孕妇指甲脆而易折断，往往也是涂指甲油造成的。因此，孕妇不应涂指甲油，以免对胎儿造成损害。

（4）口红

口红是由各种油脂、蜡质、颜料及香料等成分组成，其中油脂通常采用羊毛脂，羊毛脂除了会吸附空气中各种对人体有害的重金属、微量元素，还可能吸附大肠杆菌进入胎儿体内，且还有一定的渗透性。孕妇涂抹口红以后，空气中的一些有害物质就极容易被吸附在嘴唇上，并随着唾液侵入体内，导致孕妇腹中的胎儿受害。因此，孕妇最好不涂口红，特别是不要长期抹口红。

9. 孕前孕期远离小宠物利于优生

时下许多人喜爱猫猫狗狗，猫与狗是弓形虫常见的携带体，其中又以猫最为突出。弓形虫是一种肉眼看不见的小原虫，这种原虫寄生到人与动物体内就会造成弓形虫病，一旦妇女不慎感染，就极有可能将弓形虫传染给腹中的宝宝，甚至造成早产、流产畸形等。研究表明，猫与其他猫科动物是弓形虫的终宿主，一只猫的粪便中每天可以排泄数以万计的弓形虫卵囊。如果被人或动物食入，就会经胃肠壁进入血液组织，导致病毒感染。若接触了猫的唾液，饮用受污染的水，食用受污染的食物，均有被感染的危险。因此，应在孕前至少3个月就应该远离宠物，且应做相应的体检，如优生优育4项检测等。若感染了弓形虫，应该彻底治愈后再考虑怀孕。

10. 孕前为何适量补充叶酸

叶酸是一种水溶性B族维生素，叶酸参与人体新陈代谢的全过程，是合成人体重要物质DNA的必需维生素。它的缺乏除了可以导致胎儿神经管畸形外，还可使眼、口唇、腭、胃肠道、心血管、肾、骨骼等器官的畸形率增加。在绿叶蔬菜、水果与动物肝脏中，叶酸含量丰富，可适量食之。

从怀孕前1个月到怀孕3个月，每天服用0.4毫克叶酸增补剂，可预防胎儿神经管畸形的发生。服用叶酸应在医生指导下进行，且应注意以下几点：

（1）从孕前一个月开始服用

强调孕前开始服用的目的，是为使妇女体内的叶酸维持在一定的水平，以保证胚胎早期有一个较好的叶酸营养状态。据研究，妇女在服用叶酸后要经过 4 周的时间，体内叶酸缺乏的状态才能得以纠正。因此，只有在孕前 1 个月开始服用叶酸，保证足够的叶酸，才能满足神经系统发育的需要，且要在孕后的前三个月敏感期中，坚持适量服用才能达到最好的预防效果。

（2）不应用"叶酸片"代替"小剂量叶酸增剂"

叶酸增补剂每片中仅含 0.4 毫克叶酸，是国家批准的唯一预防药品（商标名称为"斯利安"）。而市场上有一种治疗贫血用的"叶酸片"，每片含叶酸 5 毫克，相当于"斯利安"片的 12.5 倍。孕妇在孕早期切忌服用这种大剂量的叶酸片，因为长期服用大剂量的叶酸片对孕妇与胎儿均会有不良影响，因此提醒孕妇要听从医生和保健人员的指导，切忌自己滥服药。

（3）我国神经管畸形低发区的妇女也要适量增补叶酸

目前，我国神经管畸形的发病情况是北方高于南方，农村高于城市。据调查，在低发区的育龄妇女中，仍有相当一部分人体内缺乏叶酸。因此，低发区的妇女在孕前也绝不能掉以轻心，仍应适量适时服用叶酸。

另外，需要说明的是，叶酸缺乏是神经管畸形发生的主要原因之一，但不是唯一的原因，家庭遗传因素与其他环境因素也可以造成神经管畸形的发生。

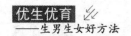

第五部分 生男生女的智慧

一、决定胎儿性别的基本因素

1. 遗传基础——染色体

人体是由无数细胞构成的，而几乎所有细胞的中心均有称为核的部分，在这部分存在着细线状物质，这种物质能够利用特别的色素染色，因此被称为染色体。染色体存在于细胞核内，具有特殊结构、特殊功能及个体特异性。在妇科范围内某些疾病，如不孕症、胎儿先天性畸形、原发性闭经、体质异常和死胎等病症，其发生均可能与染色体的变异有关，而胎儿的性别则是由染色体来决定的。

遗传学研究证明，动物和植物的细胞均具有一定型态和数量的染色体，正常人体的染色体数目为 46 个（23 对），其中 22 对为常染色体，另一对为性染色体，性染色体即是决定性别的基本物质。在男性为 XY，在女性为 XX。

胎儿的性别，在卵子受精成为合子的时候就决定了，并且早就由精子所带的性染色体决定。带 X 性染色体的精子与卵子结合受精，得 XX 性染色体，使之发育成为女胎；带 Y 性染色体的精子与卵子结合受精，得 XY 性染色体，则发育成男胎。受精时，两种精子与卵子结合是随机的，其机会均等，也就是说形成 XX 合子与 XY 合子的机会各有 50%。因此，下一代中男女比例大致相等。因此，染色体所携带的遗传因子把握着遗传的"生杀大权"，这些遗传因子又称为基因。基因是贮藏遗传信息的地方，一个基因往往携带着祖辈的一种或几种遗传信息，同时又决定着后代的一种或几种性状与特征。每条染色体均是由上千个基因组成的。由于基因内部的排列顺序与组合方式的差异，决定了世界上没有任何一种完全相同的生物，也没有任何同种生物的相同个体，即使兄弟姐妹之间，甚至孪生兄弟、孪生姐妹之间也存在着一定的差异。

染色体不是人类特有的，包括动物与植物在内，凡是栖息在地球上的生物均具有染色体。人们发现，不同生物的染色体数目与形态各不相同，而在相同生物中，染色体的数目及形状则是不变的，于是才有了子女像父母的遗传现象。

1882 年，德国学者佛莱明首次用显微镜观察人类的染色体。关于人类染色体的数目，后来由世界上诸多学者加以研究，直到 1956 年召开国际染色体会议，决定数目为 46 条。

在人体细胞中的 46 条染色体中，有 22 对为常染色体，一对为性染色体。常染色体是不论男女都具有的相同形状与大小的染色体，也称为体染色体。

性染色体有两种：X 染色体和 Y 染色体。女性的一对性染色体是两条大小形态相同的 XX 染色体；男性的一对性染色体则不相同，一条是 X 染色体，一条是较小的 Y 染色体。

由于女性的性染色体是 XX，只能形成一种卵子，即含一条 X 染色体的卵子；男性的性染色体是 XY，可形成两种精子，即含 X 染色体的精子和含 Y 染色体的精子。

2. 生殖细胞与体细胞染色体的不同

人体细饱中含 23 对染色体（46 个），但生殖细胞与体细胞不同。由于生殖细胞（精子和卵子）在形成时的减数分裂，所以一般精子、卵子只含 23 个染色体，性染色体也只有一个，即卵子中只有一个 X 性染色体，精液中一部份精子含一个 X 性染色体，另一部份精子含有一个 Y 性染色体。染色体的畸变问题不在这里叙述，所以说一般精子、卵子中只含有一个性染色体。

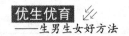

3. 胎儿性别在卵子受精成为合子时就决定了

胎儿的性别在卵子受精成为合子的时候就决定了，并且早就由精子所带的性染色体决定的。带 X 性染色体的精子与卵子结合受精，得 XX 性染色体，使之发育成为女胎；带 Y 性染色体的精子与卵子结合受精，得 XY 性染色体，则发育成男胎。

二、精子 Y 和精子 X 的特点及其比例

为了叙述方便，我们把含 Y 性染色体的精子称为精子 Y，把含 X 性染色体的精子称为精子 X。1961 年 Shettles 就指出有两种精子：X 和 Y，当时尚未被所有学者公认。1970 年，用荧光标记法可以明显区分两种不同性质的精子。因此，精子 X 和精子 Y 的存在已是无可争议的事实。

1. 精子 Y 和精子 X 的不同特点

精子 Y 的特点：头圆而小，体积也较小，在没有不利影响的情况下，它比精子 X 移动快，但寿命较短，尤其对酸性的耐受力和对黏液的穿透力较精子 X 为弱。

精子 X 的特点：头较大，体积也较大，它比精子 Y 移动慢，但寿命较长，对酸性的耐受力和对黏液的穿透力也较精子 Y 为强。

2. 在精液中两种精子的比例是多少

精液中两种精子的比例，一般随精液的质量而变动。含精子少的精液中（每毫升少于 3 千万）精子 Y 的比例低，而含精子多的精液中（每毫升多于 8 千万）精子 Y 的比例就高。所以，统计学指出正常情况下，男女性比为 106（性比系指以雌性为 100 时的雄性数字，亦即男女比例为 106 比 100）。虽然也有人指出用荧光标记法精子 X 较精子 Y 略多，但结论认为可能一部份精子 Y 未被染色，因此未被计算进去；或者精子 Y 的活动较快，所以在受孕时常能优先到达。

上面所述人类精液中，精子 Y 与精子 X 的比数基本恒定，但也有差别，约 6% 的人精液中精子 X 明显占优势，同样也有约 6% 的人精液中精子 Y 明显占优势。这可说明为什么有的家庭中男孩或女孩明显占多数，甚至完全为同性子女。

三、影响精子活动力的因素

1. 局部因素

（1）局部酸碱度对精子 X 和精子 Y 有不同的影响

虽然所有精子（X 和 Y）均嗜碱而厌酸（精液 pH 值在 7.2~8.9 之间），但两类精子对酸碱的适应能力却有很大的差别。在适宜的条件下，精子 Y 活动速度快，而对不良条件则精子 X 抵抗力强且有较长的寿命。在非排卵期子宫颈黏液更偏酸且黏稠，精子 Y 可能已失去活动与穿透黏液的能力，而精子 X 则可能仍具有相当的活动能力。

局部的酸性、碱性与胎儿的性别决定有极大的关系，女性体内，特别是阴道、子宫、输卵管这些精子通道，其酸性与碱性对决定胎儿性别就很重要。合成女孩子的 X 精子喜欢酸性，不喜欢碱性；合成男孩子的 Y 精子则比较喜欢碱性，不喜欢酸性。

阴道与子宫的入口处为酸性，子宫颈管、子宫、输卵管内全部都是碱性。所以，阴道内对喜欢酸性的 X 精子比较有利，通过子宫入口后则对 Y 精子比较有利。因此，由于碱性的部分较多，所以喜欢碱性的 Y 精子受精概率较高。

①阴道内环境

阴道呈扁平筒状，长度约为 9 厘米，四周有黏膜。阴道内通常呈酸性状态，由于精子不喜欢酸性，一旦进入阴道内，行动就会受到抑制。Y 精子对酸性的抵抗力较 X 精子弱，当它们同时处在酸性分泌液中时，Y 精子会比 X 精子先"凋零"。

因此，存活的精子应该多为 X 精子，但是精液内 Y 精子与 X 精子的比例约为2:1，所以，存活的精子便巧妙地维持了一种平衡状态，从而保持男女数量的大致平衡。

在排卵期间，机体为了方便卵子受精，子宫颈管会分泌碱性黏液，以中和阴道内部的酸性。此时，精子可以自由自在地游动，其中Y精子比X精子显得更为活跃。

假如精子是在阴道为酸性的时期进入，也就是在未接近排卵日的阶段进入，由于X精子较Y精子在酸性环境中的持久力强，所以容易生存下来，从而生女儿的概率也就相对提高了。

若精子是在阴道为碱性的时期进入，也就是在接近排卵日的阶段进入，则行动灵活且数目众多的Y精子较易受精，生男孩儿的概率比生女孩儿的概率高，这便是控制生男生女的重要因素之一。

②子宫的碱性环境

子宫腔是受精卵着床与胎儿成长的场所，其体积在妊娠末期约为妊娠前的50倍。子宫内部通常呈碱性，尤其是越接近排卵日，其碱性越强，以便做好受精的准备。

受精是从精子进入卵子中开始的，卵巢每个月排出一个卵子，卵子的寿命通常只有24小时，而真正拥有受精能力的时间仅为前后6小时。在这期间，精子必须努力地游向卵子，而且数量必须够多才行。

进入子宫内的精子群，X精子与Y精子的数量大致相等，但由于在碱性的环境中，Y精子较X精子的运动力强，所以Y精子与卵子结合的可能性相对提高，生男孩儿的概率也就增加了。

（2）子宫颈糜烂等子宫颈病变引起的宫颈黏液过多对精子X和Y有影响

有人报道过242例子宫颈黏液障碍性不孕妇女妊娠第一胎之结果，生男孩85个，生女孩157个，性别比为54.1。因为过多的子宫颈黏液使精子不易穿透，而精子Y对黏液的穿透力较精子X弱，所以妊娠第一胎结果女孩明显多于男孩。

2. 父体血液酸碱性的影响

因为精子 X 较精子 Y 的抗酸能力强，所以父体血液偏酸易于生女孩，父体血液偏碱则易于生男孩。正常人的血 pH 值在 7.34～7.45 之间，每个人酸碱缓冲能力不同，而酸碱性可能有遗传因素，曾有人报告某家族数代中无一女性后裔。人体虽具有酸碱缓冲能力，但是缓冲只能在一定时间后使血液酸碱性恢复正常，事实证明，运动员在比赛期间受孕的多数生女孩。因为竞技之锻炼可使血液中的肌酸、肌酐、乳酸等酸性代谢产物增加，致使血液 pH 值一时性降低，pH 值降低就会影响精子 Y 的活动力，故生女孩多。

3. 放射线的作用

放射线的作用可使性别比明显减少，男胎对母体可产生免疫，以致性别比随胎次增长而减少。高原气候对精子 X 和 Y 亦有不同影响，但这些都不是主要因素，故不赘述。

4. 女性体内环境的变化

女性体内环境的变化主要与排卵和性高潮有关。进入排卵期之后，为了容易接受精子，宫颈管黏液分泌增多，这种黏液为碱性。因此，黏液分泌后会使阴道里面的酸度降低。

此外，排卵时雌激素分泌旺盛，女性身体变得非常敏感，很容易接受性刺激，性的敏感度增高，性交时容易出现性高潮。女性达到性高潮时，会从宫颈管上方排出碱性的分泌液，使宫颈管内暂时变化成碱性，这使得 X 精子不容易通过，而利于 Y 精子的通过。

四、性生活与生男生女

1. 距排卵日远近的性交与生男生女

因为接近排卵日，子宫颈会分泌碱性黏液，所以此时性交 Y 精子的活力容易得到激发，容易生男孩。离排卵日越远，Y 精子在等待中会丧失活力，而 X 精子相对更有力，容易生女孩。因此，想选择生男孩或女孩的人，最重要一环就是要知道自己的准确排卵日，然后就可通过选择性交的时间来控制。

想生男孩时，应该选在排卵日进行性交；想生女孩时，则在排卵日前 2～3 天进行性交。

此外，还可以通过生殖技术来控制胎宝宝的性别，即在排卵日进行人工授精，有75%的可能性生育男孩，在排卵日前 3 天进行授精，则生育女孩的概率极高。另外，通过人工授精，在收集完精子后可通过精子分离术选择 X 精子或 Y 精子，同样具有较高的控制胎宝宝性别的成功概率。

2. 怎样以月经周期推算排卵日

如月经规律的话，从下次月经来潮的第 1 天算起，倒数 14 天或减去 14 天就是排卵日，排卵日的前 5 天和后 4 天，连同排卵日在内共 10 天称为排卵期。在排卵前的 3 天内与排卵发生后的 1 天内发生性交，最容易怀孕。

3. 基础体温是怎么回事

基础体温是指人体在较长时间的睡眠后醒来，尚未进行任何活动（如起床、说话或进食等）之前所测量到的口腔体温。一日当中，清晨醒来时是测量基础体温的最佳时机。基础体温是人体一昼夜中的最低体温。

基础体温男女均有，但男性体温没有什么变化，始终呈单相状态。女性的生殖激素比较复杂，总是在不断变化。因此，基础体温就会出现波动。波动以排卵日为分界点，呈现前低后高的状态，即所谓的双相体温。若每个月均能够测到双相体温的女士，说明内分泌正常。

正常育龄妇女基础体温的波动与月经周期相关，呈周期性变化，这种体温变化就是排卵引起的。正常情况下，排卵前的基础体温较低（36.6℃以下），排卵后因卵巢形成黄体，黄体分泌孕酮会使体温上升

0.3℃~0.5℃或更高一些，高温期约持续12~16天（平均14天）。如没有怀孕，黄体萎缩停止分泌孕酮，体温下降回到基本线，月经来潮。如已经怀孕，因黄体受到胚胎分泌激素的支持，继续分泌孕酮，体温持续高温。如卵巢功能不良，没有排卵也没有黄体形成，体温将持续低温。

把每天测量到的基础体温记录在一张体温记录单上，并连成曲线，就可以看出：女性月经来潮时，基础体温为低温，在低温期的最后一天，体温会突然急剧下降，于次日再上升（上升0.3℃~0.5℃甚至更高），进入高温期。这种前低后高的体温曲线称为基础体温曲线，表示卵巢排卵，且排卵一般发生在体温上升前或由低向高上升的过程中。体温急剧下降的一天就是排卵日，排卵后的基础体温将持续高温，直到下一次月经的第一天下降0.3℃~0.5℃，然后就开始了一个新的月经周期。

4. 如何测量与记录基础体温

（1）准备体温计与专门记录基础体温的记录单

准备一支专门的基础体温计，基础体温计与一般体温计不同，显示温度最好能精确到0.05℃，同时准备一张专门记录基础体温的记录单。

每晚临睡前把体温计上的水银柱甩到35℃以下，并把它放在床头柜上或枕头边，以便使用时随手可取。若起床拿体温计，就会使基础体温升高，导致这一天的体温数值失去意义。

（2）测量与记录

从月经来潮的第一天开始，每天按时规范测量。

每日清晨起床前，在不说话与不做任何活动的情况下，把体温计放在舌下5分钟，然后把测量到的体温度数记录在体温记录单上。

对于上中班与夜班的妇女，可以把测量基础体温的时间放在每次睡觉4~6小时初醒的时候。

记录时，要在备注栏填写感冒、发热、倦怠、浮肿、睡眠不足与平常不同的起床时间、饮酒、下腹痛、腰痛、乳房肿胀、注射或内服药、旅行等事项，因为这些因素往往容易影响基础体温，所以测量时要注意，并要特别标记说明。

5. 怎样利用基础体温推断排卵日

(1) 双向型体温曲线

正常排卵的女性，以排卵日为界从月经来潮日至排卵日为低温期。从排卵日至下一个月经来潮日体温升高 0.3℃ ~ 0.5℃，为高温期，持续约 2 周。基础体温曲线以排卵日为界，呈低温期与高温期的双相型体温曲线，排卵日体温最低。

排卵一般发生在体温上升前或由低向高上升的过程中。排卵日前后共 10 天排卵期，容易怀孕的时间是排卵日的前 4 天与后 3 天，但最容易怀孕的时间是排卵前 2 天至排卵后 1 天。从基础体温升高后第 4 天，直到下次月经来潮为排卵后安全期。

(2) 不典型双相型体温曲线

体温曲线前低后高，同正常双相型体温曲线相比，出入较大，没有特别明显的低温临界点。

若持续性体温升高维持不了 14 天，说明黄体过早萎缩；若超过 18 天，则提示有怀孕可能；若体温升高的维持时间正常，但体温上升的幅度不足 0.4℃，表示黄体发育不良，分泌孕酮量不足。

(3) 单项型体温曲线

体温曲线没有低温期与高温期的区别，基础体温有小幅度波动，但无持续性升温，不能描绘成双相型的体温曲线。

单项型体温曲线是无排卵者的基础体温，卵巢发育，但不排卵。

(4) 怀孕的基础体温曲线

基础体温曲线为双相型，高温期持续 2 周以上。

(5) 未怀孕的基础体温曲线

未怀孕的基础体温曲线为双相型，但基础体温到下一次月经的第一天下降 0.3℃ ~ 0.5℃。

6. 怎样利用宫颈黏液预测排卵日

一个月经周期是从月经的首日开始，至下一次月经开始前终止。黏液可告知妇女何时能受孕，何时不能受孕。

（1）宫颈黏液的观察

观察宫颈黏液，每天需要数次。一般可利用起床后、洗澡前或小便前的机会用手指从阴道口取黏液（不需要将手指伸进阴道，阴道内始终是湿润的，如果伸进阴道，可能会误将阴道分泌物当作宫颈黏液），观察手指上的黏液外观、黏稠程度以及用手指做拉丝反应等。

一般经过 2 个以上月经周期的观察，就可以掌握自身的宫颈黏液分泌规律与排卵期。一旦发现外阴部有湿润感，黏稠的黏液有变稀的趋势，黏液能拉丝达数厘米以上时，就应认为处于受孕期（排卵期），直到稀薄、透明，能拉丝的黏液高峰日过后第 4 天，才能进入排卵后安全期。

（2）观察与记录

排卵前几天内，站立活动时宫颈黏液流至外阴。不时地直接观察可见到的黏液，每晚记录观察结果。

7. 怎样利用 B 超推算排卵

推荐使用经阴道超声。阴道 B 超可检测出直径 4 毫米的卵泡，月经周期第 5 ~ 7 天可检测出一组小卵泡，8 ~ 12 天发展为优势卵泡，通常只有一个，以后每日以 2 ~ 3 毫米的速度增大，发育成直径 17 ~ 18 毫米的成熟卵泡。在卵泡排卵后，观察到原优势卵泡消失或卵泡壁塌陷，可能伴有少量盆腔积液。据卵泡生长的规律，一般在一个周期中做 3 ~ 4 次的 B 超检查即可以完成排卵检测。如果 ≥2 个周期没有优势卵泡、优势卵泡直径 <17 ~ 18 毫米排卵、成熟卵泡不破裂等征象持续发生，可考虑为排卵障碍性不孕症，需进一步检查确诊。

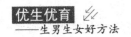

8. 怎样利用排卵试纸推算排卵日

每个月经周期，尿液中的黄体生成激素（LH）会在排卵前24～48小时内出现高峰值，通过排卵试纸反复测试，就能准确地检测到 LH 的峰值时间，从而基本推算出排卵日。

9. 禁欲与生男生女

男性每天都会产生新的精子，精子的成熟大约需要 90 天。由于不断地有新精子产生，贮存精子的精囊，在射精后一周会被重新蓄满。

精囊一旦被蓄满，制造精子的睾丸就会向大脑发出精囊已满的信号。于是，大脑相应地发出命令，让睾丸只产生少量精子，用来补充在贮存过程中死亡的精子。

目前认为在被补充的精子中，Y 精子优先，X 精子即使死了，也几乎得不到补充，这是睾丸本身因 Y 精子寿命短而产生的一种相应的机能。就这样，在贮存过程中，只是 Y 精子得到补充，渐渐地 Y 精子的比例就变高了。

对于想生女孩的选择性生育来说，Y 精子增多可就带来困难了。因此，想生女孩者，在接受这种补充之前，每隔3～4天定期地射精是对的。想生男孩者，在排卵日之前就应该禁欲，禁欲有利于生男孩。

10. 性生活频率与生男生女

若性交频繁，比如2～3天行一次房，精液浓度会受到稀释，Y 精子的数量就会减少，这时 X 精子比较容易得到与卵细胞结合的机会，所以易生女孩。反之，减少性生活次数，如7～10天性交一次，可提高精液浓度与性接触的敏感度，Y 精子数量多，与卵细胞结合的概率大，这时易生男孩。

11. 生男孩的性交方法

（1）想生男孩的性交体位

因为 Y 精子比较不耐受阴道内的酸性，如何让 Y 精子在这种酸性环境中停留的时间最短，就是生男孩儿的重点所在。为了做到这一点，必须将阴茎深深地插入再射精，这样可以将精子待在阴道这种酸性环境中的时间缩到最短，减少因为酸性而死掉的 Y 精子的数量。

为了尽可能在阴道的深处射精，此时性交的体位就很重要，下面就是一些比较容易生男孩儿（阴茎比较容易插到阴道深处）的体位。

①正常体位：妻子平躺，两腿分开且弯曲，女性腰部垫个枕头，丈夫在妻子高潮时射精。

②弯曲体位：妻子两腿弯曲且抬高，女性腰部垫个枕头，丈夫在妻子阴道深处射精。

性交结束后不要立刻拔出男性性器，尽可能保持插入阴道内的姿势，如能延续 30 分钟，则生男孩的概率更高。

男性离开后，女性也不要立刻移动，要在夹紧双腿、抬高臀部的状态下静躺 20 分钟以上。

（2）想生男孩的性交方式

①选择排卵日性交

Y 精子与 X 精子相比，在碱性环境中的运动能力比较强，除此以外各方面都比较差。尤其是 Y 精子不耐酸，缺乏持久力，较为短命。

由于精子进入女性体内的最初场所是阴道，阴道内为酸性，因此不耐酸性的 Y 精子在阴道内待的时间越长，存活的可能性就越低。

当精子到达子宫颈管、子宫体、输卵管时，这些部位均呈碱性。因此，只要穿越过最初的阴道，接下来的条件对 Y 精子都是很有利的。

不过，平安地到达卵子所在的输卵管内的精子们，必须待在那个地方等待卵子。但是，Y 精子的寿命较短，等待的时间越久，对寿命短的 Y 精子就越不利，Y 精子会因等不及而死掉。因此，卵子越早来到这里，对有活力的 Y 精子越有利。

因此，如果想生男孩儿，要尽量在即将排卵之前或刚排卵之后进行性交，以缩短精子等待的时间。而且，排卵时阴道内碱性度最高，使得制造男孩儿的 Y 精子活动力比 X 精子更强，这样就能充分利用 Y 精子所具有的耐碱性、速度快、寿命短等特点。

在月经开始以后，到下一次排卵日为止的两周内要完全禁欲，这样才能保持 Y 精子的数目优势。有人进行了调查，发现犹太人男性多于女性，这也许与犹太人的性生活习惯有关，因为犹太人认为妻子月经结束后的一周内不可性交。

由此可见，如果在排卵日进行性交，生下男孩儿的概率较高。

②适当禁欲

禁欲是生男孩的要点之一，适当禁欲附睾内的 Y 精子的比例就会增多。但是，贮存时间延长，精子的内部功能会减弱，与卵细胞的结合能力降低。因此，禁欲两周时间是进行选择性生育的最佳时机，恰好两周左右时，也是女性月经后的排卵日。

（3）尽力提高性兴奋度，尽力在性高潮到来之际射精

结婚时间很长的夫妻，在性交方面可能没有那么热烈，但这种热烈的感觉却是生男孩儿的秘诀。因此，性交时一定要放松，多花些时间进行性前奏，努力让妻子感受到几次高潮。

因为，性交时女性的快感越强烈，由子宫颈管分泌出来的碱性分泌液就越多，这会增强 Y 精子的活力，Y 精子将变得非常活泼，对耐碱的 Y 精子为有利的条件。女方如进一步感到性高潮，则宫颈与阴道内的碱度进一步上升。多次感到性高潮的人，这种表现特别显著，只要感到性高潮，无论多少次，均引起宫颈的碱性黏液分泌。

性交时的兴奋有利于生男孩。结婚时间长的夫妇，也许很难因性交引起强烈的兴奋，所以想生男孩，要创造轻松浪漫的气氛，增多前戏，增加抚摸时间，尽量使女性感到更多快感，感受更强的高潮。

（4）尽力延长性爱时间

因为女性的身体，一旦受到性刺激，就会分泌出碱性分泌物。受性刺激的时间越长，分泌物自然就越多，这种分泌物可以中和呈酸性的阴道环境，创造出对 Y 精子有利的条件，有利于生男孩。

（5）提高阴道碱性度

性交前 15 分钟，用 2%～2.5% 的碳酸氢钠碱性溶液冲洗阴道，几分钟即可，以提高阴道的碱性度。

12. 生女孩的性交方法

（1）想生女孩的性交体位

浅插入性交是生女孩的原则。浅插入性交，精子到达子宫的入口的距离和时间都会增长，不耐酸的 Y 精子会逐渐衰亡，而耐酸的 X 精子到达子宫的概率较高。

男女性器浅结合的体位有：

①侧卧位：因为插入浅，所以精子到达子宫时需花点时间，Y 精子易淘汰，同时女方不容易达到性高潮。

②骑乘位：女方趴着，两腿分开，丈夫由妻子背后插入，在其未达到高潮时射精。

③伸长位：女方两脚伸直，未达到高潮时，丈夫在射精前瞬间插入。

④后侧位：女方侧躺，先生躺于后，此姿势不易达到性高潮。

（2）想生女孩的性交要点

由于 X 精子与 Y 精子的不同特点，想生女孩，就要尽量避免出现碱性的生殖道环境，让较适应酸性的 X 精子占优势。

①做爱时间不要太长，女性情感尽量不要投入，降低性兴奋。因为女性的身体一受到性刺激，就会分泌出碱性分泌物。越兴奋分泌物越多，这种分泌物可以中和呈酸性的阴道环境，创造出对 Y 精子有利、对 X 精子不利的条件，X 精子就无法占优势。

②省略前戏，避免性高潮。因为性高潮会泌出更多碱性的分泌物，所以，性交时丈夫不要利用前戏来提高女性的兴趣，避免妻子出现性高潮。妻子可以爱抚丈夫性器，迅速引导丈夫在阴道浅处快速射精。

③排卵日之前 2～3 天性交

阴道内呈酸性，这对于 X 精子来说是较为有利的场所。但是，子宫颈管、子宫以及输卵管部位呈碱性环境，相对于 Y 精子来说，X 精子处于不利地位，而且 X 精子的头部较重，动作缓慢，所以往往跑得比 Y 精子慢。即使 X 精子平安无事地到达输卵管，也许已经有 Y 精子与卵子结合了。

那么，如何让 X 精子获胜呢？由于 X 精子和 Y 精子比起来寿命较长，所以利用这种寿命的差异，是 X 精子赢得胜利的关键。

此时，预测排卵日就显得非常重要了。在排卵日之前两三天进行性交，此时的精子来到输卵管深处时，由于还没有排卵，所有的精子只能静静地等待卵子。然后，寿命短的 Y 精子就会渐渐死去，剩下的当然是寿命长的 X 精子了。即在距离排卵还有一段时间的日子进行性交，这样就有可能增加 X 精子与卵子结合的概率，以达到生女孩儿的目的。

④女性尽力压抑快感

想生女孩儿，性交的时间不要太长。因为，女性的身体受到一定程度的性刺激后会产生碱性分泌物，成为对 Y 精子有利的条件。因此，为了阻碍 Y 精子，减少"竞争对手"，男性最好在女性尚未达到高潮前射精，以保持阴道内的酸性。性交时尽量不要给女性太多刺激，即尽力避免女性兴奋、有快感，甚至达到高潮。

为了不使女性产生太多快感，男性把阴茎插入阴道以后，尽可能地赶紧射精。

⑤排卵期禁欲

想生女孩儿，需在排卵日前两天的预定日进行性交，并在排卵期禁欲。一般来讲，卵子的寿命为 24 小时，受精能力为 6 小时，而 X 精子可存活 72 小时。排卵前两日射出的精子，可在阴道里等待两日后排出的卵子，因此可以受精。

想生女孩排卵日必须禁欲，如果一定要进行性交，则必须使用安全套，采取安全的避孕方法避孕，以免不小心妊娠。

⑥适当增加性交次数——稀释精液法

正常男子若性生活频繁，则其精液中的精子数目将会减少，而且精液中 Y 精子所占的比例也会降低，Y 精子与卵子结合的可能性就会减小，则生女孩儿的概率会增大。

相反的，如果间隔较长的时间才进行一次性生活，则其精液中的精子数目较多，而且精液中 Y 精子的比例高，当然在子宫内与卵子结合的可能性就越大，则生男孩儿的概率较大。

依据这些特点，通过适当增加性生活的频率，可以尝试调节胎儿性别，这就是稀释精液法。此法可从月经结束开始，到预定的性交日为止，利用频繁性交或自慰来调节精子数量。但是，进行过度频繁的性交，到了预定的性交日时，精子的数目可能会减少到难以妊娠的程度，所以频繁性交也要有个度。那么，究竟隔几天性交才算是最适当呢？

应因人而异，没有一定的标准。一般来说，大多每隔三天进行一次性交较好。当然，也可以衡量一下自己的生理状况，再作决定。不过，这一段时间的性交，一定要利用安全套来避孕。

13. 阴道酸碱度与生男生女

阴道是从阴道入口到子宫为止大约 9 厘米的部分，内部有黏膜覆盖，皱褶极多，为了防止病原菌侵入，在一般情况下阴道是酸性的。

总体来讲精子讨厌酸性，因此，精子进入阴道时活动变迟钝，但具体到 X 精子与 Y 精子，它们对酸性的反应又有不同。若处在酸性液中，同样的时间，则 Y 精子比 X 精子更早更快丧失活力。那么阴道是碱性环境时，Y 精子能活泼地运动，与卵细胞结合的机会大增，此乃生男的先决条件。若阴道呈酸性环境时，X 精子则较为活泼，生女孩的概率自然大增。

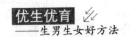

14. 怎样合理应用重碳酸钠冲洗阴道法生男孩

采用重碳酸钠冲洗法控制生育，首先由德国伍答伯加提出。起初，他采取重碳酸钠溶液清洗阴道的方法，是用来治疗不孕症患者，结果，他发现那些接受治疗者产下的婴儿大多是男性，且在第一年的治疗当中，53 例成功例子竟然全部生下男孩，而后的追踪也大抵出现相同的趋势，于是伍答伯加作出了以下的结论：

"阴道是碱性时，Y 精子能活泼地运动，与卵细胞结合的机会大增，此乃生男的先决条件；相反的，阴道呈现酸性时，X 精子则较为活泼，生女机会自然大增。"性交前以重碳酸钠清洗阴道的目的是造成一个碱性环境，以提高生男机会。当时伍答伯加理论一经提出后，的确造成了相当大的轰动，许多学者暗中研究其正确性。想生男孩的妇女也到医院求助，或自己到药房购买重碳酸钠治疗。

经过多年来的阴道冲洗法观察后，了解到某些碱性物质，如氢氧化钠、氨等会造成阴道黏膜的伤害，不适于作冲洗之用，因此仍以重碳酸钠最为合适。重碳酸钠的应用方法如下：

准备一个纯净的阴道冲洗器，制备重碳酸钠溶液。准备约 200 毫升的温水，再加入一小匙购自正规医院的重碳酸钠，摇匀。于性交前 15 分钟，以冲泡好的重碳酸钠溶液清洗阴道 2 ~ 3 分钟，即可性交。

为实用起见，上述液体可减少至 20 毫升，而且也可以不必用阴道冲洗器那套装置，只需准备 20 毫升空针一支，橡皮导尿管一条即可。性交前 30 分钟，取仰卧位垫高臀都，将橡皮导尿管插入阴道穹窿部，以 20 毫升空针将上述液体注入阴道，仰卧 30 分钟，然后蹲起，以排出过多的液体再行性交。

另外，一种较简单的方法是用脱脂棉沾取重碳酸钠高浓度液，塞入阴道 2 ~ 3 分钟亦可。

15. 怎样合理应用醋酸溶液冲洗阴道法生女孩

应用醋酸溶液冲洗阴道，造成一个酸性环境，不利于 Y 精子的活动，而利于 X 精子的运动，则可增加生女机会。具体做法如下：

准备一个纯净的阴道冲洗器，注入约 200 毫升的温水，然后放入一小匙的食用醋（食用醋不论哪一种类皆可使用）。于性交前 15 分钟，冲洗阴道 1 ~ 2 分钟。

由于生育女孩的时刻在排卵日前 2 日行房最好，此时阴道虽倾向酸性，但比普通状态还弱。因此，采用食用醋冲洗阴道，强化酸度是必需的。

16. 性交姿势与生男生女

若射精位置浅，则精子到达子宫的时间就比较长；相反，射精的位置深，精子即可早点到达子宫。

因此，如想生男孩，性交时将精液射到阴道深部，这样有助于 Y 精子在宫颈附近出现，降低它"长途跋涉"穿越宫颈黏液的困难；如想生女孩，将精液射到阴道浅部，有意增加 Y 精子长距离穿越的困难，使 X 精子遥遥领先，抢先与卵细胞结合。

17. 女性性高潮与生男生女

阴道平时酸度为 pH4 ~ 5.6，呈酸性环境。随着性前奏的进行，阴道酸碱度逐渐倾向碱性。阴茎插入开始第一次高潮时，阴道的酸度为 pH6.4，仍在酸性范围内。第二次高潮时，阴道内 pH 值会提高至 7.2，这代表其酸度已逐渐成为中性了。假若在第三次高潮后射精，此时，阴道的 pH 值会升至 8.4 ~ 8.8，这是一个碱性环境，然后急速转变成酸性。

因此，若丈夫在太太第二次高潮时射精，将有 90% 的机会可受孕生男，这是由自然的高潮兴奋来取得阴道的酸碱度，来达成选择生儿育女的一种方法。

但是，后来的学者进一步发现，阴道的酸碱度在高潮期间的变化因人而异，有的女性即使男性是在自己达到第二次性高潮，甚至是在达到第三次高潮时才射精，也无法达成生男儿的心愿，原因是她的阴道永远处于强酸性状态。因此，利用自然高潮来控制阴道酸碱度，仍有其缺陷。于是，谢特尔博士提出以不同的溶液做阴道冲洗，来改变其酸碱度作性别选择的建议。

18. 如何判断女性出现性高潮

性交时当女性被男性紧紧拥抱时，由于兴奋就自然闭住了气息，而显得呼吸急促、气喘吁吁。阴茎可感到阴道肌肉出现节律性收缩后又突然收紧，收紧后又突然松弛，提示女方刚出现性高潮。

性交时当女性觉得满足时，身体出冷汗也是性高潮的一个特征。此时，男方只要搂抱一下女方的身体就会知道，若是凉丝丝的，就是发汗的特征。若更兴奋，往往会汗水淋漓地紧紧拥住棉被，任汗水湿透被单、衣裳。

性交进入高潮时，女性会达到忘情的程度，身体不由自主地绷紧，闭上眼睛，心荡神驰，四肢瘫软或扭动不止，或不自主地发出不同的声音。

19. 女性性欲低下的概念

女性性欲低下是指持续或反复存在的性兴趣降低甚至丧失，性欲减退并不排斥性的唤起或快感，只是性活动不易启动。

性欲减退在《中国精神疾病分类方案与诊断标准》第三版分类中，属于心理因素相关生理障碍中的功能性性功能障碍；在国际疾病分类中，属于伴有生理紊乱及躯体因素的行为综合征中的功能性或疾病引起的性功能障碍；在美国《精神障碍诊断和统计手册》分类中，属于性功能障碍中的性欲障碍。

本病属中医学中"阴冷"、"阴寒"或"女子阴痿"范畴。阴冷是指自觉前阴寒冷为主症的疾病，除前阴寒冷外常伴有少腹内冷、性欲淡漠。"阴冷"见于《诸病源候论》、《备急千金要方》、《妇人良方大全》、《医学纲目》、《张氏医通》等，"阴寒"见于《金匮要略》、《脉经》、《诸病源候犀烛》等。《金匮要略》与《脉经》中仅提出阴寒病名和蛇床子散。《诸病源流犀烛》丰富了治法，如加减内固丸（巴戟、肉苁蓉、山药、山茱萸、菟丝子、破故纸、石斛、胡芦巴、小茴香、附子）和十补丸（附子、胡芦巴、木香、巴戟天、肉桂、川楝子、延胡索、毕澄茄、茴香、补骨脂）。《诸病源候论》认为阴冷病因是虚劳阴阳俱虚与外感风寒，《备急千金要方》增加了生椒用布帛裹丸囊的外治法，《医学纲目》进一步丰富了治疗内容，采用固真汤、补肝汤、清震汤等治之，《张氏医通》提出阴冷有因肝经湿热而致者，方用龙胆泻肝汤、柴胡胜湿汤治疗。张介宾对阴冷的论述则更加全面，在《景岳全书》曰："妇人阴冷有寒证有热证，寒由阳虚真寒证也，热由湿热假寒证也，假寒证者必有热证，如小便黄涩、大便燥结、烦渴之类是也。真寒者小便清利，阳虚畏寒者是也。真寒者宜补阳十补丸加减，假寒者当清其火宜龙胆泻肝汤加味逍遥散。肝肾虚寒者宜暖肝煎，脾胃虚寒者宜理中汤之类主之。"

性欲减退已成为所有性功能障碍中较常见的一种，是严重影响夫妻感情的一种疾病。目前，具体的发病率尚缺乏大范围的调查，据估计至少约占一般人群的20%以上，女性多于男性。

20. 女性性欲低下的发病原因

情志内伤，外界刺激，心有所恶，以致情志不遂；先天禀赋不足，或后天失养，或久病体弱；思虑过度等导致肝气郁结、肾精不足、命门火衰、心脾两虚造成女性性欲低下。

21. 女性性欲低下的中医辨证论治

可在医生的指导下应用下列中药治疗：

（1）肝气郁结证

不适表现：性欲低下，快感不足，精神抑郁，烦躁易怒，胸闷，善叹息，乳房、胁肋胀痛，经行胀痛加重，月经或前或后，舌质淡，苔薄白，脉弦。

治疗方法：疏肝解郁。

适宜处方：鸳鸯得春丹（庞保珍编著《不孕不育中医治疗学》）。

当归、白芍、柴胡、香附、茯苓、白术、甘草、丹皮、菟丝子、肉苁蓉。

（2）肾精不足证

不适表现：性欲低下，性交时无快感，阴道枯涩，性交干涩疼痛、阴中灼热，心悸失眠，盗汗潮热，月经量少色红，先期而至，舌质红，少苔，脉细数无力。

治疗方法：补益肾精。

适宜处方：济精丹（庞保珍编著《不孕不育中医治疗学》）。

鹿茸、鱼鳔胶、紫河车、熟地、山萸肉、枸杞子、淫羊藿、菟丝子、川断、车前子。

（3）命门火衰证

不适表现：性欲低下或无性欲，腰膝冷痛，形寒肢冷，大便稀溏，小便清长，夜尿增多，白带清稀而冷。月经后期，量少色淡，舌质淡，苔薄白，脉沉细而迟。

治疗方法：温肾壮阳。

适宜处方：四季双美丹（庞保珍编著《不孕不育中医治疗学》）。

附子、肉桂、熟地、山萸肉、山药、枸杞子、菟丝子、鹿茸、淫羊藿、丹参、柴胡。

（4）心脾两虚证

不适表现：性欲低下，无性快感，心慌气短，夜寐不宁，面色苍白无华，食欲不振，月经量多色淡，大便溏薄，舌质淡，苔薄白，脉缓无力。

治疗方法：补益心脾。

适宜处方：春欣丹（庞保珍编著《不孕不育中医治疗学》）。

黄芪、人参、当归、龙眼肉、白术、茯苓、酸枣仁、柴胡、白芍、山药。

22. 女性性欲低下的中成药疗法

（1）肝气郁结证：逍遥丸，口服，一次6～9克，一日2次。

（2）肾精不足证：蚕蛹补肾胶囊，饭后口服，一次2粒，一日2次。或海龙胶口服液，口服，一次40毫升（2支），一日1～2次。

（3）命门火衰证：右归丸，口服，一次1丸，一日3次。或海龙胶口服液，口服，一次40毫升（2支），一日1～2次。或定坤丹，口服，一次半丸至1丸，一日2次（每丸重10.8克）。

（4）心脾两虚证：人参归脾丸，口服，一次1丸，一日2次。

23. 女性性欲低下的药膳食疗法

（1）肝气郁结证 香苏炒双菇（《中医药膳与食疗》）：香附6g，紫苏10g，枳壳6g，香菇50g，鲜蘑菇100g。制法与用法：香附、紫苏、枳壳，三味另煎取汁，备用；香菇，水发透，去蒂；鲜蘑菇，洗净。起油锅加植物油，待七成热时，倒入双菇，煸炒透，加入药汁、盐、味精，煮沸10分钟，加糖少许，湿淀粉勾薄芡，起锅装盆，即可食用。

玫瑰花茶（《慢性疾病营养美味配餐图谱·性功能障碍》）：玫瑰1朵，蜂蜜15克。

制法与用法：在玫瑰花盛开的季节，采其含苞待放者（干品亦可），放入茶杯，开水浸泡，加盖5分钟；饮时调入蜂蜜，拌匀即成。代茶饮，最后连花吃下。

（2）肾精不足证 黄精天冬龟肉汤（《疾病饮食疗法》）：乌龟1只（约240g），黄精30g，天门冬24g，五味子10g，红枣少许。制法与用法：将乌龟放在盆中，倒入热水令其排尿并烫死，洗净，剖开，去肠杂、头、爪；黄精、天冬、五味子、红枣（去核）洗净。把全部用料一齐放入锅内，加清水适量，武火煮沸后，文火煮2小时，调味即可，随量食用。使用注意：脾肾阳虚而致纳呆便溏，舌苔白腻者忌饮用本汤。

杞叶烩羊腰（《慢性疾病营养美味配餐图谱·性功能障碍》）：羊肾（外肾或内肾）1 对、枸杞叶 20 克，料酒、食盐、橄榄油适量。

制法与用法：将羊外肾（睾丸）去筋膜洗净，放沸水中煮 2 分钟，捞出冷后切花刀。羊内肾去筋膜，剖开，反复漂洗净后切片，码上料酒、盐。锅中橄榄油烧热，下羊内肾片炒散，再下羊外肾片和淘洗净的鲜枸杞叶，炒匀，加汤煮片刻即成。

黄精烧鳝鱼（《慢性疾病营养美味配餐图谱·性功能障碍》）：黄精 30 克，鳝鱼 200 克，大蒜、酱油、料酒、姜粒适量。

制法与用法：将黄精洗净切片，鳝鱼去骨、头、尾，取净肉；锅中加橄榄油 30 克烧热，下鳝鱼肉炒变色，下黄精片炒匀，下大蒜、酱油、料酒、姜粒，加水适量，烧至蒜熟即成。

枸杞武昌鱼（《慢性疾病营养美味配餐图谱·性功能障碍》）：枸杞子 15 克，武昌鱼 1 条，葱茎、姜粒、豆豉、料酒适量。

制法与用法：枸杞子淘洗净，武昌鱼剖去鳃和内脏。

将剖后的武昌鱼入盘，加料酒、豆豉、姜粒，放上葱茎、枸杞子，上笼蒸熟即成。

核桃仁炒韭菜（《慢性疾病营养美味配餐图谱·性功能障碍》）：核桃仁 80 克，韭菜 200 克，蒜片、姜片、葱花、食油、食盐、味精各适量。

制法与用法：韭菜洗净，切成段，核桃仁分成瓣，洗净，放入油锅中炸透，捞出，沥去油；油锅烧热后，投入姜片、蒜片，下入韭菜，炒至半熟时，放入核桃仁、食盐，炒至韭菜熟时，加味精即成，佐餐当菜食用。

（3）命门火衰证　韭黄猪腰（《慢性疾病营养美味配餐图谱·性功能障碍》）：韭黄 150 克，猪腰 1 对，橄榄油 20 克，食盐、生姜、食醋适量。

制法与用法：将韭黄摘洗干净后切成寸长，猪腰去脂膜剖开洗净切成片，生姜洗净切成粒；锅中橄榄油烧热下姜粒炒香，下腰片炒半熟，再下韭黄、食盐、醋，炒匀炒熟即成。

龙马童子鸡（《慢性疾病营养美味配餐图谱·性功能障碍》）：海马10克，虾仁15克，仔公鸡1只，葱段10克，生姜5克，食盐适量。

制法与用法：将仔公鸡宰杀后去毛和内脏，置盆中；将海马、虾仁温水洗净，泡10分钟，放在鸡身上，加葱段、姜、骨头汤、食盐，上笼蒸至烂熟即成。

壮阳饼（《常见慢性病营养配餐与食疗·性功能障碍》）：熟附子15g，肉桂10g，五味子10g，肉苁蓉15g，菟丝子15g，蜂蜜60g，黄牛乳250g。

制法与用法：①将方中附子、肉桂、五味子、肉苁蓉、菟丝子再加干姜10克（均可在中药店购齐），一齐烘干，共研成极细末（过筛用细粉末）。②将药粉加面粉500克、羊脊髓60克、酥油50克、牛奶、蜜蜂一起调和，加入胡椒粉3克、大枣泥30克、神曲20克，揉匀，放入盆中盖严，半日后取出做成饼，上笼蒸熟即成。吃法：早餐吃50克当糕点食用，每日1次，不可过量。

巴戟鸡肠汤（《常见慢性病营养配餐与食疗·性功能障碍》）：杭巴戟15g，鲜鸡肠2副，食盐5g。

制法与用法：①去中药店选购杭巴戟，洗净后切片；将新鲜鸡肠（2只公鸡的）剪开洗净，切成小段。②将巴戟、鸡肠入锅中，加水一大碗，煮取一碗，煮熟后去巴戟，加食盐即成。吃法：吃肉喝汤，每日或隔日1次，可佐餐食用。

锁阳粥（《常见慢性病营养配餐与食疗·性功能障碍》）：锁阳30g，粳米100g，蜂蜜15g。

制法与用法：①锁阳，洗净后切片，水煎2次，取煎液300毫升。②将锁阳煎液与粳米煮粥，粥熟后调蜂蜜即成。吃法：代早、晚餐食用。

（4）心脾两虚证 桂圆枣粥（《中医药膳与食疗》）：桂圆肉 15g，红枣 3~5 枚，粳米 100g。

制法与用法：将原料置砂锅中加入清水，如常法煮粥，喜甜食者可加红糖少许调味。每日食 1 次，连食 15 天，也可间断食用。

24. 女性性欲低下的外治疗法

（1）肝气郁结证：可用推拿方法，如按揉章门、期门及肝俞、太冲，每穴 1~2 分钟。

擦两胁肋，以微微透热为度。

药枕疗法：对于肝郁肾虚所致的性欲低下，可采用下面的药枕疗法。

庞保珍发明的专利药枕（专利号：ZL 2009 1 0080100.9）有较好的缓解压力、放松心情的保健作用，适用于肝郁肾虚所致的不孕症等各种病证。

在药枕芯中，将各味中药按重量配比而成，包括中药柴胡、香附、川楝子、薄荷、郁金、牡丹皮、当归、白芍、熟地、山药等十多味中药配制而成为治疗不孕症的中药药枕。本发明是以滋阴养血，解郁毓麟为目的，对肝郁肾（阴）虚所致的不孕症，有较好的缓解压力、放松心情的保健作用，既可节省药材，又可避免服药之苦，给患者创造了优越的治疗条件，既经济又无痛苦，只要卧床休息就可进行治疗。本药枕具有安全稳妥、无副作用等优点，前景广阔，值得进一步开发应用。

（2）命门火衰证：可用贴敷方法，如鹿茸双美丹（庞保珍编著《不孕不育中医外治法》）：附子、肉桂、熟地黄、山茱萸、山药、枸杞子、鹿茸、淫羊藿、吴茱萸、川椒。制法：上药共研细末，瓶装封闭备用。用法：临用时取药末 10 克以蜂蜜调成糊状，涂以两手心、脐部，胶布固定，1~3 天换药一次。

（3）心脾两虚证：可用推拿方法，如按揉心俞、肝俞、胃俞、小肠俞、足三里，每穴约 1 分钟。横擦左侧背部及直擦背部督脉，以透热为度。

25. 女性性欲低下的预防

（1）学习性知识，正确认识性生活，消除性抑制的心理因素。

（2）尽力减轻或消除降低性生活情趣的客观因素，如住房拥挤，几代人同居一室，使性交处境欠佳；奔波劳碌，降低了性生活兴趣，等等。

（3）积极治疗慢性病，避免使用降低性欲的药物。

（4）戒烟限酒。

26. 女性性高潮障碍的概念

性高潮障碍是指女性虽有性要求，性欲正常或较强，但在性活动时虽然受到足够强度和有效性刺激，并出现正常的性兴奋期反应之后，性高潮仍反复地或持续地延迟或缺乏，她们仅能获得低水平的性快感，因此很少或很难达到性满足，在很多情况下，她们也存在着性兴奋的抑制，临床又称为"性高潮缺失"、"性欲高潮功能障碍"、"性感缺乏"等。

金西的调查表明："在美国有36%至44%的女子中，并不能在每次性生活中都能达到性高潮，约有三分之一的人只在少于一半的次数中达到，另有三分之一在大约一半的次数达到，还有三分之一在一半以上次数中达到，但从未100%达到过。"苏州妇幼保健医院刘健对2196例已婚妇女性生活的调查显示，过夫妻性生活时每次出现性高潮的占调查总数的7.24%，经常出现的占25.5%，共占32.8%；有时产生的占49.95%，从未出现的占7.24%。

27. 女性性高潮障碍的发病原因

禀赋不足，素体阳虚，或久病、大病，伤及命门之火，或纵欲伤阳，或卒恐伤肾，或病损肾精，或房劳过度，起居熬夜失常，素多抑郁，或所欲不遂，久病伤脾，或思虑损脾，或久病失养，或脾胃虚弱，饮食不节，姿食豪饮等导致命门火衰、肾精不足、肝气郁结、心脾两虚、奇经虚损、痰湿过盛造成性高潮障碍。

28. 女性性高潮障碍的中医辨证论治

性高潮障碍的主要原因，多认为与肾、肝、心及奇经有关，并有"实者在肝，虚者在肾、奇经"之说。心主君火，主神，均与性高潮有密切关系。在临床中，当察形神、辨寒热、察虚实，"谨守病机"，恰当选方用药，可在医生的指导下应用下列药物：

（1）命门火衰证

不适表现：情动而无高潮，交而少快感，素少腹虚冷或胞寒不孕，神疲乏力，尿清便溏，月事稀少，舌质淡，苔薄白，脉沉迟无力。

治疗方法：温补命火，培元固本。

适宜处方：右归媛欣丹（庞保珍编著《不孕不育中医治疗学》）。

附子、肉桂、熟地、山萸肉、山药、枸杞子、菟丝子、鹿茸、淫羊藿、巴戟天、水蛭。

（2）肾精不足证

不适表现：性欲迫切，但阴道干涩，少快感，高潮难至，五心烦热，腰膝酸软，头晕耳鸣，口干不多饮，舌质红，少苔，脉细数。

治疗方法：滋肾填精，养阴降火。

适宜处方：济精丹（庞保珍编著《不孕不育中医治疗学》）。

鹿茸、鱼鳔胶、紫河车、熟地、山萸肉、枸杞子、淫羊藿、菟丝子、川断、车前子。

（3）肝气郁结证

不适表现：性交感受不到性高潮，并有情怀郁闷、精神不悦、胸闷胁胀，善叹息，舌暗红，苔薄白，脉弦细。

治疗方法：疏肝解郁，以畅快意。

适宜处方：逍遥阳春丹（庞保珍编著《不孕不育中医治疗学》）。

当归、白芍、柴胡、茯苓、白术、甘草、蜈蚣、水蛭。

（4） 奇经虚损证

不适表现：性高潮难至，月经后期，月经过少，甚至闭经，不孕，舌质淡，苔薄白，脉细弱。

治疗方法：温补奇经，养精益血。

适宜处方：补奇经膏（《朱小南妇科经验选》）。

阿胶、龟板、鳖甲、熟地、制首乌、桑椹子膏、金樱子、萸肉、菟丝子、覆盆子、川断、狗脊、杜仲、党参、黄芪、山药、白术、陈皮。

（5） 心脾两虚证

不适表现：性交无性高潮，并见神疲乏力，食少便溏，多梦健忘，心悸少寐，舌质淡，苔少，脉细弱。

治疗方法：补益心脾。

适宜处方：君土启春丹（庞保珍编著《不孕不育中医治疗学》）。

黄芪、人参、当归、龙眼肉、白术、茯苓、夜交藤、酸枣仁、炙甘草、柴胡、白芍。

（6） 痰湿过盛证

不适表现：无性高潮，痰多呕恶，头晕目眩，肢体重浊，胸闷，或见形体肥胖，或畏寒肢冷，口中黏腻，脉沉滑或弦滑。

治疗方法：化痰除湿，舒筋通络。

适宜处方：涤痰祈嗣丹（庞保珍编著《不孕不育中医治疗学》）。

半夏、茯苓、陈皮、甘草、苍术、胆南星、枳壳、生姜、柴胡、人参、黄芪、淫羊藿、巴戟天。

29. 女性性高潮障碍的中成药疗法

（1） 命门火衰证 右归丸：口服，一次1丸，一日3次；或定坤丹：口服，一次半丸至1丸，一日2次（每丸重10.8克）。

（2） 肾精不足证 蚕蛹补肾胶囊：饭后口服，一次2粒，一日2次。

（3）肝气郁结证　逍遥丸：口服，一次6~9克，一日2次。

（4）奇经虚损证　海龙胶口服液：口服，一次40毫升（2支），一日1~2次。

（5）心脾两虚证　人参归脾丸：口服，一次1丸，一日2次。

（6）痰湿过盛证　二陈合剂：口服，一次10~15毫升，一日3次，用时摇匀。或三仁合剂：口服，一次20~30毫升，一日3次。

30. 女性性高潮障碍的药膳食疗法

（1）命门火衰证：苁蓉羊骨汤（《慢性疾病营养美味配餐图谱·性功能障碍》）：羊脊骨1具，肉苁蓉50克，调料适量。

制法与用法：将羊骨剁块，洗净，连同肉苁蓉一起入锅，加水适量，共炖成汤，加入姜、葱、食盐、味精调味即成。

仙灵脾饮（《慢性疾病营养美味配餐图谱·性功能障碍》）：仙灵脾80克，白糖少许。

制法与用法：将仙灵脾拣去杂质，洗净，烘干，切碎。砂锅加清水，放入仙灵脾煮沸后，小火爆煮约30分钟，加白糖调味即成，代饮料饮用。

鹿茸蛋（《常见慢性病营养配餐与食疗·性功能障碍》）：鹿茸粉2g，鸡蛋1个。

制法与用法：①将鸡蛋轻敲1小孔，放入鹿茸粉，封住蛋孔。②放饭锅上蒸熟，吃鹿茸蛋。

（2）肾精不足证：菟丝子茶（《慢性疾病营养美味配餐图谱·性功能障碍》）：菟丝子15克，蜂蜜10克。

制法与用法：将菟丝子炒香后，用白开水冲泡，加盖闷泡20分钟后，调入蜂蜜即成，代茶饮用。

黄精鳝鱼（《常见慢性病营养配餐与食疗·性功能障碍》）：黄精30g，肉苁蓉30g，鳝鱼250g，料酒5g，食盐3g。

制法与用法：①将黄精、肉苁蓉洗净后切片。②鳝鱼剖去肠肚，去骨头、尾，身切成段。③将黄精、肉苁蓉水煎两次，去渣，合并两次滤液约 500 毫升。药液加鳝段、料酒、食盐在锅中同煮，鳝熟即成。吃鳝肉、喝汤，佐餐食用。

油炸蚕蛹（《常见慢性病营养配餐与食疗·性功能障碍》）：蚕蛹 250g，菜油 500g，食盐 5g，味精 2g。

制法与用法：①取蚕蛹，除去杂质，冲洗干净，晾干。②将锅中菜油烧热，下蚕蛹炸熟后捞起，沥尽油。③将炸好的蚕蛹拌上食盐、味精即成。佐餐食用，每次吃 50 克，每日 1 次。

五子酒（《常见慢性病营养配餐与食疗·性功能障碍》）：枸杞子 60g，覆盆子 60g，楮实子 60g，金樱子 60g，菟丝子 60g，桑螵蛸 60g，白酒 2500g。

制法与用法：①选购上述优质道地药材，打成粗末，用双层干净纱布袋盛装，扎紧袋口。②用大玻璃瓶或酒坛盛低度白酒，将药袋放入，严封其口，每日摇动数次，以利药物溶解。半月后取药酒饮用，每晚饮 1 次，每次 30 毫升。

五子猪肾汤（《常见慢性病营养配餐与食疗·性功能障碍》）：枸杞子 15g，菟丝子 15g，覆盆子 10g，五味子 15g，车前子 10g，猪肾 1 对。

制法与用法：①将五子除枸杞子外，用双层干净纱布包好；猪肾包括猪内肾（肾脏）和猪外肾（猪睾丸），去脂膜，洗净，切片。②将枸杞子、纱布包、猪肾片同放入砂锅，加水 1000 克、料酒 10 克，大火煮沸后打去浮沫，加食盐 2 克，改小火煨 1 小时以上，起锅后撒上葱花即成。间日 1 剂，吃枸杞子和肉，喝汤，连吃 3 个月以上。

（3）肝气郁结证：香苏炒双菇（《中医药膳与食疗》）：香附 6g，紫苏 10g，枳壳 6g，香菇 50g，鲜蘑菇 100g。

制法与用法：香附、紫苏、枳壳，三味另煎取汁，备用；香菇，水发透，去蒂；鲜蘑菇，洗净。起油锅加植物油，待七成热时，倒入双菇，煸炒透，加入药汁、盐、味精，煮沸10分钟，加糖少许，湿淀粉勾薄芡，起锅装盆，即可食用。

（4）奇经虚损证：乌鸡白凤汤（《中国药膳大全》）：鹿角胶25g、鳖甲12g、牡蛎12g、桑螵蛸10g、人参25g、黄芪10g、当归30g、白芍25g、香附25g、天门冬12g、甘草6g、生地黄50g、熟地黄50g、川芎12g、银柴胡5g、丹参25g、山药25g、芡实12g、鹿角霜10g、生姜30g、墨鱼1000g、乌鸡肉8000g，调料适量。

制法与用法：将人参润软，切片，烘脆，碾成细末备用。用温水洗净墨鱼，去骨。将乌鸡宰后去内脏，洗净，剁下鸡爪、鸡翅膀。中药除人参外，各药用纱布袋装好，扎紧袋口，与墨鱼、鸡爪、鸡翅一同下锅，注入清水，烧沸后再熬1小时，备用。鸡肉洗净后，以沸水焯去血水，洗净，切成条方块，摆在100个碗内，加上葱段、姜块、食盐、绍酒的一半，加上备用药汁适量，上笼蒸烂。鸡蒸烂后出笼，择去姜、葱，原汤倒入勺内，再和上原药汁调余下的绍酒、食盐、味精，烧开，去上沫，收浓汁，浇于鸡肉上即成。使用注意：外感未愈，湿热、痰湿较重者，不宜服用。

（5）心脾两虚证：参归猪肝汤（《四川中药志》）：猪肝250g，党参15g，当归身15g，枣仁10g，生姜、葱白、料酒、食盐、味精适量。

制法与用法：将党参、当归身洗净，切薄片，枣仁洗净打碎，加清水适量煮后取汤。将猪肝切片，与料酒、食盐、味精、水发豆粉拌匀，放入汤内煮至肝片散开，加入拍破的生姜、切段的葱白，盛入盆内蒸15~20分钟。食肝片与汤。

（6）痰湿过盛证：陈苍荷叶茶（《常见慢性病营养配餐与食疗·性功能障碍》）：陈皮15g，苍术20g，荷叶30g，绿茶叶10g。

制法与用法：①将陈皮、苍术炒香后切细，荷叶切成小块。②与茶叶混合均匀，铁盒密藏。每次用10克泡白开水，当茶饮。

冬瓜粥（《粥谱》）：冬瓜100g，粳米100g，味精、盐、香油、嫩姜丝、葱适量。

制法与用法：冬瓜洗净毛灰后，削下冬瓜皮（勿丢），把剩下的切成块。粳米洗净放入锅内，加入水适量煮粥。米粥半熟时，将冬瓜、冬瓜皮放入锅，再加适量水，继续煮至瓜熟米烂汤稠为度，捞出冬瓜皮不食，调好味精、盐、香油、姜、葱，随意食服。使用注意：冬瓜以老熟（挂霜）者为佳，在煮粥时不宜放盐，不然会影响其利水消肿效果，食用时可调盐适量，水肿病人宜较长时间服食。

藿蔻鱼（《常见慢性病营养配餐与食疗·性功能障碍》）：鲜藿香叶30g、白蔻仁10g、草鱼1条（约500g以上）、生姜10g、泡辣椒10g。

制法与用法：①将鲜藿香叶洗净切细，草鱼剖去肚肠，去鳃、鳞，切成块。②白蔻仁研成细末，生姜、泡辣椒切成丝。③将鱼块放入锅中，加清水1000毫升，煮沸后下生姜、泡辣椒，再煮沸后下藿香叶、白蔻仁，煮3分钟即起锅，吃鱼喝汤。

31. 女性性高潮障碍的外治疗法

（1）肝气郁结证：可用推拿方法，如按揉章门、期门及肝俞、太冲，每穴1~2分钟。

擦两胁肋，以微微透热为度。

（2）心脾两虚证：可用推拿方法，如按、揉心俞、肝俞、胃俞、小肠俞、足三里，每穴约1分钟。横擦左侧背部及直擦背部督脉，以透热为度。

可用贴敷方法，如桂圆春娱丹（庞保珍编著《不孕不育中医外治法》）。黄芪、人参、当归、桂圆肉、白术、茯苓、酸枣仁、山药、木香、威灵仙。制法：将上述药物共同研成细末，瓶装备用。用法：治疗时，取药末10g，以温开水调成糊状，纱布包裹，敷于脐部，胶布固定，3天换药1次。

（3）痰湿过盛证：可用推拿方法，如按、揉八髎穴，以疲胀为度。横擦左侧背部及腰骶部，以透热为度。

32. 女性性高潮障碍的性技巧疗法

性技巧指性生活中所采用的性爱艺术，有了它可帮助夫妻性生活更和谐，有了它可使夫妻享受到性爱的温馨、浪漫和甜蜜。过去有人一听到性技巧就认为是淫秽之术而加以否定，这是不对的。已婚夫妇要获得房事之乐，性技巧是不可缺少的做爱手段，是夫妻应具备的房事基本知识。

据文献记载，有关性技巧的研究，中国古代开展较早。在多部古书中，素女作为中国古代的性爱女神，常与黄帝探讨性爱秘诀，切磋性技。1972 年中国马王堆出土的汉代文物中，有世界罕见的大批量古代珍贵性学文献，其中不少是有关性技巧的记载。在公元 1 年，古罗马诗人奥维德发表了《爱的艺术》，其中详尽描述和赞美了各种爱的技巧。公元 17 年，古罗马诗人留克利希阿斯在其著作中亦描绘与赞扬了性技巧。约公元 4 世纪，印度《卡玛箴言》问世，它向人们传授了大量的性知识，是一部早期的性学著作。656 年，《隋书·经籍志》中记载了房中术专著 8 种，但与《汉书》房中八家无一相同，说明从东汉到唐初这几百年间，房中术已有相当大的变化。15～16 世纪，由罗马诺绘图、阿勒蒂诺配诗的《性交大全》出版，引起轰动，曾多次复制发行。中国明代著名医家张景岳在《妇人规》中对性学有深刻的论述，提出男女性和谐的"十机"，至今仍有学术价值。

懂得性技巧有如下好处：①有利于夫妻性生活的和谐。②有利于优生。③有利于计划生育的落实。④对于不育夫妇来说，有利于提高生育力。⑤对于性功能障碍者来说，有利于性功能的康复。⑥有利于性保健。

性技巧主要包括前嬉的技巧、性交的技巧与后嬉的技巧三部分。

前嬉技巧：现代医学提出在性事前爱抚要讲究诀窍，注意提高触觉、听觉、视觉、味觉和嗅觉等 5 种感觉。触觉可刺激对方的性敏感区，如口唇、乳房、臀部、大腿内侧及外生殖器等。开始时不要集中刺激生殖器，而应遵循由远而近，由外而内的原则，爱抚动作宜轻柔，最好用指尖做坚定而温柔的触摸，有节奏地轻摸，也可在对方的皮肤上面上下移动或打小圆圈，每一动作都应慢慢进行，而且不要转变得太急促。触摸的方法并不限于手指，也可以用口或舌头，也可利用你的眼睫毛、面颊、鼻子，或者用长长的秀发，轻轻地扫，使对方产生温馨及惊喜。有人认为，也可用织物（如丝巾、羽毛、棉球）爱抚伴侣，与伴侣一起进浴时，用海绵互相拭擦，通过这些触觉也可增强性感。接吻是一种无言的沟通，又是性感的重要体验，接吻在性刺激和爱的表达中占有极其重要的位置，具体做法可灵活掌握，可以吻伴侣的面颊、嘴唇、鼻子、颈项或耳朵。接吻时首先是短暂的，然后逐渐变成长而热情的深吻。接吻可以睁开眼睛，也可闭上眼睛，前者可使爱侣得到更大的性感，后者可使你陶醉在绵绵的情意之中。接吻可以闭着嘴，也可张开嘴，前者留有神秘感，后者性感更强。双方舌头互相接触更会增加性感，但此种方法只适于双方健康者，否则会传染疾病。如有条件，吻前使用一些喷口香剂，则效果更妙。口臭是接吻的大敌，做爱的当天最好不要吃大蒜、洋葱等产生口臭的食物。拥抱能刺激触觉，拥抱可以是全身的，也可以是部分的，如胳膊、脖子、躯干、大腿等都可成为拥抱的对象。夫妻做爱的艺术，最容易忽视的是语言，做爱时需要听增进情趣的声音，在爱抚阶段，夫妻所说的话应是情话。情话有催情功能，能起到激发与维持性兴奋的作用。音乐是最好的听觉刺激物，每次做爱听不同的优美音乐，可使性的意识增强。做爱最忌噪音干扰，如室外有噪音，可将门窗关闭。嗅觉在做爱中的作用不容轻视，卧室内插些新鲜的香花，会增加性的情趣。床上残留汗珠与体臭味，会影响做爱的情趣，换一张清洁的床单也是一个好的措施。在室内喷些清香剂，会营造爱的美好心情。一起做香味浴（泡浴或淋浴），香味有催情作用，会使你进入更加温馨的境界。要注意建立良好的视觉刺激，爱侣间要注意衣着，做爱时可穿色彩柔和、薄而透明、若隐若现较为性感的内衣裤，以此来提高自己的性魅力。做爱时室内光线要柔和朦胧，室温要适中。做爱时可以裸体，也可穿些薄内衣。裸体可在情侣面前呈现自身的曲线美，增加性感与互相的吸引力。

性交接技巧：主要包括性交合技巧、促进性高潮的技巧与古代房中术有关的性技巧等。

性交和技巧有三种基本技巧：①活塞式运动：即阴茎在阴道的前后来回抽动，一般女性对低频率抽动很感兴趣，它能激发兴奋，而高速抽动易驱使夫妻双方进入性高潮。中国隋唐时代的《玉房秘诀》，提纲挈领地陈述了性的技巧，高度概括为四句话共16个字，即"九浅一深，左三右三，水蛭登陆，鳝鱼搁浅"，实际上讲的是活塞式运动，表现得淋漓尽致。意思是前后抽动，先在浅处抽九下，再向前深插一下，然后在左右阴道侧壁各抽动摩擦三下，然后上下有节奏地抽动，如蚂蟥呈波浪式向前蠕动，再向左右有节奏地摆动，如黄鳝在浅水中呈螺旋式向前蠕动，这种动作可使夫妻在性生活中获得极大快感。②旋转式运动：即当阴茎插入阴道后，用腰部画圆的技巧，做旋转运动，适用于女上位，可由夫妇双方轮流操作。本法的优点是两人紧贴在一起，有助于阴茎根部强烈地刺激阴蒂，使夫妻双方同时获得强烈的性快感。③迎送运动：当男方将阴茎插入女方阴道后，居下仰卧一方用力将骨盆及生殖器向上顶。居上俯卧一方用力将骨盆及生殖器向下压，形成上送下迎、上压下顶的局面，使双方交接处甚为紧贴。本法适用于男上位或女上位，优点是有利于刺激阴蒂及阴道口，并有利于女性靠阴道口的三分之一长度范围的阴道对阴茎的紧握，从而增加性刺激的强度。

促进性高潮的技巧：性高潮是夫妻性兴奋的顶点，是夫妻双方性交流的高峰体验，是一种超越自我境界的意识，所以夫妻在性生活中均渴望达到性高潮。如何才能享受性高潮的"性"福呢？其方法有：①实行爱肌训练，即锻炼女性耻骨尾骨肌（又称PC肌）的收缩力。

方法是将阴道括约肌及肛门括约肌收缩一下然后松一下，算一次，早晚各做 60 次，锻炼一个月，然后将这种动作用于性生活中去，可加强阴道对阴茎的紧握作用，有利于提高快感。②适当变换性交体位，如女方经过性学医生检测发现阴道前壁有 G 点，则建议采用女上位性交，有利于阴茎更有效地刺激 G 点，促进女性性高潮的早降临，另外可以协调夫妻双方的性快感。③学会将性幻想和身体的性刺激结合起来。④重视性事的前奏活动。⑤加强夫妻间的情感交流。⑥要充分利用性敏感区，强调夫妻双方积极主动地参与性活动。

古代房中术有关的性技巧：我国古代房中术，对性交艺术与方法进行了高度的概括，内容有"十动"、"十节"、"十修"、"八动"、"十已"。所谓"十动"，指的是交合时阴茎抽送的次数，每一动都有它的养生效果；所谓"十节"，即模仿十种动物的姿势进行性交，是仿生学在房事生活的具体运用；所谓"十修"，指的是性交中阴茎抽送的方向、速度、频率、深浅；所谓"八动"，指的是性交中的姿势变化及其表现的心理；所谓"十已"，描写的是交合中每一个回合的特征，此外，还论及女子在性交中的快感反应及男女互补的观点。

后嬉技巧：性高潮后转入消退期，应有放松活动，当丈夫性得到满足后，妻子于消退期仍是情意绵绵，此时丈夫应继续给妻子以温存与爱，可为下次性生活的驱动埋下可爱的"种子"，一般应持续十余分钟。

胡廷溢对中国古代性技巧的评价：中国古代房中术历史悠久、内容丰富、论述精辟，在中国历史上对繁衍后代与提高夫妻生活质量上起过重大的促进作用。其特点：①对历史上性技巧作过系统全面的总结，如《洞玄子》的主干部分，集中探讨和描述了性交全过程中的各种技术细节，详细分述了性交前的爱抚、性交中的姿势、体位和具体动作，提出了性交的"三十法"和"九法"、"六势"，强调了房室艺术丰富多彩的特性。洞玄子还从前人吸收并继承了不少东西，如《合阴阳》中的"十节"和"十修"、"八动"，《天下至道谈》中的"十势"和"八道",《素女经》中的"九法",等等,其中不少是简册或古籍作者观察、体验和积累的经验。②许多论述与当今科学道理相吻合,如《合阴阳》中将性交过程划分为前嬉阶段、交合阶段与终结阶段,与现代性学的性交分期相吻合。洞玄子谈的控制射精的方法,强调要等到女子出现性高潮时才射精,这些均符合男女性高潮同步的理论,与现代性医学观点相符。③突出养生保健,例如《十问》中论述性交与气功相结合,强调吸天之精气,咽口之津液,导气运行于五脏,精气深藏于体内,做到神气内守,脏气充实,身体健美,延年益寿,提出性生活除繁衍与性乐外,还要注意养生保健。

然而,古代由于历史条件的限制,仍存有一定的糟粕,有待整理、研究与提高,表现在:①有些地方言过其实,缺乏科学性。如在"七损八益"中淡及男女交合云:"一益叫固精,男女均侧卧,行二九之数,男女可固精,又治女子经漏,每天交接两次,十五日愈。"《玉房秘诀》论闭经止精,提出即将射精时,用手指按压阴囊与肛门间,使精液从阴茎返回,流入脑子,可以"还精补脑",这些观点既有解剖认识上的错误,又有理论上的错误。②某些地方带有封建迷信色彩。例如《妇人良方》提到要转女为男,性生活时可于床下放斧子与雄鸡毛即可如愿以偿,这已堕入封建迷信与巫术邪说之中。③个别地方宣传性放纵。

胡廷溢对国外性爱艺术的评价:在国外有关性技巧的有代表性的著作,可推印度性典《爱经》和罗马的《爱的艺术》两书。《爱经》很像中国道家的《玉房秘诀》,全部是以临床的冷静观点来区分各种性技巧,但不像中国那样富有诗意;亦像古罗马奥维德所著《爱的艺术》一书,以嘲讽的态度来渲染调情的艺术。有人认为,地处中国与罗马之间的印度,在性爱方面多少综合了来自两方面的影响。如果说中国道家的《玉房秘诀》主要关心的是"在床上发生的事情",那么,罗马的《爱的艺术》则在教导你"如何到床上去",而印度的"爱经"

的眼界似乎更宽广。《爱经》中有不少叙述的重点是强调心理层面重于肉体层面，故《爱经》包含的内容有"性"也有"爱"。中国房中术列举了30种性交姿势，而《爱经》中列举的花样更多，其中有很多已接近"特技表演"。《爱经》的缺陷是把"爱"与"性"分裂开来，认为真爱应该"以本能为师"，而无需任何指导，它不厌其烦地花费很多篇幅来指导无爱的性技巧。总的来说，尽管有些缺点，然而这两本书仍具有一定的性学价值。

33. 女性性高潮障碍的预防

（1）学习性科学知识，改变对性生活的消极态度。

（2）夫妻双方均要为性满足负责。女方要熟悉并喜欢爱抚，亲密的伴侣之间，只要是科学的，没有什么不可以的性爱方式。性欲高潮是一种自然的精神生理反应，两情相悦，则易共度佳境。

（3）男方有性功能障碍者，应积极有效地治疗。

（4）夫妻要相互体谅，配合治疗。

（5）积极治疗可能引起性高潮障碍的原发病。

（6）避免性生活的机械化、程序化，抱一种可遇不可求、顺其自然的豁达心情看待性高潮。

34. 女性性厌恶的概念

性厌恶是对性接触或性活动具有极度反复的不适或回避。性厌恶是抑郁症的表现之一，本病临床多发生于40岁以下的男女，以女性为多见。

古代医家对本病已早有认识，明代龚廷贤告诫："忿怒中尽力行房事，精虚气竭，发为痈疾，恐惧中入房，阴阳偏虚，自汗盗汗，积而成劳。"孙思邈指出："妇人月事未绝而与交合，令人成病。"

35. 女性性厌恶的发病原因

思虑太过，情志不畅，郁而化火，惊骇恐吓，平素体弱，心胆气虚，心神失养，胆气不宁等导致思虑伤心、惊恐伤肾、心虚胆怯，造成女性性厌恶。

36. 女性性厌恶的中医辨证论治

可在医生的指导下，应用下列中药治疗：

（1）思虑伤心证

不适表现：心悸，虚烦不眠，精神困倦，厌恶房事；舌质红，少苔，脉细数。

治疗方法：养心安神。

适宜处方：天王补心丹加减。生地、玄参、天冬、麦冬、人参、茯神、酸枣仁、五味子、柏子仁、远志、朱砂。

（2）惊恐伤肾证

不适表现：精神忧郁，易惊，情绪易于波动，睡眠不安，厌恶房事，腰背酸痛，耳鸣，舌红苔少，脉细数。

治疗方法：滋肾安神。

适宜处方：大补阴丸加减。熟地、龟板、黄柏、柏子仁、磁石、朱砂、夜交藤。

（3）心虚胆怯证

不适表现：平素体弱，性欲淡漠，畏惧、厌恶房事，心悸易惊，失眠多梦，气短神疲；舌质淡，苔薄白，脉弦细。

治疗方法：益气安神。

适宜处方：安神定志丸加减。党参、茯神、酸枣仁、柏子仁、远志、生龙骨、生牡蛎、夜交藤。

37. 女性性厌恶的中成药疗法

（1）思虑伤心证 天王补心片：口服，一次4~6片，一日2次。

（2）惊恐伤肾证 强龙益肾胶囊：口服，一次3粒，一日3次。

（3）心虚胆怯证 安神养心丸：口服，一次1丸，一日2次。

38. 女性性厌恶的药膳食疗法

（1）思虑伤心证　猪心枣仁汤（《四川中药志》）：猪心 1 具，茯神 15g，酸枣仁 15g，远志 6g。

制法与用法：将猪心剖开，洗净，置砂锅内，再将洗净打破的枣仁及洗净的茯神、远志一起放入锅内，加清水适量。先用武火烧沸，打去浮沫后，改用文火，炖至猪心熟透即成。只食猪心及汤，服食时可加精盐少许调味。

使用注意：高血压、冠心病、高脂血症等患者应慎用。

莲百烧肉（《慢性疾病营养美味配餐图谱·性功能障碍》）：莲白 60 克，百合 15 克，猪瘦肉 250 克，橄榄油 15 克，酱油、生姜适量。

制法与用法：将瘦猪肉洗净切小块，莲白、百合淘洗后沥干。将锅中橄榄油烧热，下姜粒炒香，推入猪肉块炒变色，下莲白、百合、酱油炒匀，烧至肉熟软即成。

配餐禁忌：莲白、百合忌配辣椒、胡椒等辛热调料，因会使人烦躁。

百合莲子糯米粥（《慢性疾病营养美味配餐图谱·性功能障碍》）：百合 50 克，莲子 30 克，糯米 80 克，白糖适量。

制法与用法：百合用清水浸泡，莲子浸开去皮芯，糯米洗净。糯米、莲子入锅，加水煮粥，至半熟时放入百合，粥成放入白糖，作早、晚餐主食吃。

二仁饮（《慢性疾病营养美味配餐图谱·性功能障碍》）：柏子仁 15 克，酸枣仁 20 克。

制法与用法：将柏子仁、酸枣仁分别炒香，同入砂锅，加水 1 大碗，煮沸后小火煎 30 分钟，去渣，取汁液，睡前饮用。

（2）惊恐伤肾证　雀儿药粥（《太平圣惠方》）：雀儿 10 枚（剥去皮毛，剁碎），菟丝子 30g（酒浸 3 日，晒干，捣为末），覆盆子 30g，五味子 30g，枸杞子 30g，粳米 60g，酒 60g。

制法与用法：上药为末。将雀肉先以酒炒，入水3大盏，次入米煮粥，欲熟，下药末10g，搅转，入五味调令匀，更煮熟，空心食之。

使用注意：本方功能壮阳，凡阴虚火旺、性机能亢进者不宜服用。

(3) 心虚胆怯证　甘麦大枣汤（《金匮要略》）：甘草20g，小麦100g，大枣10枚。

制法与用法：将甘草放入砂锅内，加清水500g，大火烧开，小火煎至剩200g，去渣，取汁，备用。将大枣洗净，去杂质，同小麦一起放入锅内，加水适量，用慢火煮至麦熟时，加入甘草汁，再煮沸后即可食用，空腹温热服。

使用注意：本品略有助湿生热之弊，故伴有湿盛脘腹胀满，以及痰热咳嗽者忌服。

玉竹卤猪心（《中国中医药学报》）：玉竹50g，猪心1个，葱、姜、盐、花椒、白糖、味精、麻油、卤汁各适量。

制法与用法：先煎玉竹2次，合并滤液。猪心剖开洗净血水后，与葱、姜、花椒等共入药汁中，置砂锅内，武火煮开后，文火煮至猪心六成熟，捞出晾干。再将猪心置卤汁锅中，文火煮熟，捞出切片，稍加调料即成。佐餐食用。

39. 女性性厌恶的预防

（1）对于体质上具有焦虑、恐惧神经症的人，应帮助她们调节情志，不要从小就被这些情绪所影响，自小就培养解决问题的能力、独立性与自信心。

（2）避免夫妻间的"性敲诈"。

（3）严格遵循恋爱、性生活的步骤，消除伴侣对性交有"被用过""被侮辱"的感觉。

（4）避免性生活方式的单调、机械。

（5）学习性常识，正确认识和对待性生活。

（6）积极治疗慢性病与其他性功能障碍，如性交疼痛等。

（7）发现性方面的问题及时向性专科医师咨询。

（8）禁止强迫性交。

40. 男性性欲低下的概念

性欲低下是指平时没有性交的欲望，即使在性刺激下也没有性交的愿望，对性交意念冷淡的一种性功能障碍。中医古籍未见性欲低下的病名，常与阳痿互参，但本病与阳痿同中有异，其起因与阳痿雷同，但性欲低下是欲望低下，阳痿是勃起障碍，两者不可混为一谈。

41. 男性性欲低下的发病原因

（1）肝气郁结

情志不遂，郁怒伤肝，则肝气郁结，肝失调达，而肝主疏泄，调畅情志。今肝气不舒，气机不畅，自然性欲低下。

（2）命门火衰

先天禀赋不足或房事不节，使肾精亏耗，阴损及阳；或手淫所伤太过，或久病大病失养；或误用寒凉伤阳，致肾阳亏损，命门火衰，而命门少火的温养，乃性功能正常的必备条件。命门火衰，则性欲低下。

（3）心脾两虚

心主神明，为情欲之府；心主血脉，脾为气血生化之源。性欲的产生是由神气血协和而发，而思虑过度等损伤心脾，则性欲低下。

42. 男性性欲低下的中医辨证论治

可在医生的指导下，应用下列中药治疗：

（1）肝气郁结证

不适表现：性欲低下，情绪不宁，胸胁胀满，急躁易怒，善太息，不欲饮食，头晕失眠，舌质淡红，苔薄白，脉弦。

治疗方法：疏肝解郁。

适宜处方：鸳鸯得春丹（庞保珍编著《不孕不育中医治疗学》）。

当归、白芍、柴胡、香附、茯苓、白术、甘草、丹皮、菟丝子、肉苁蓉。

（2）命门火衰证

不适表现：性欲低下，面色㿠白，头晕目眩，精神萎靡，腰膝酸软，形寒怕冷，耳鸣。或阳痿早泄，舌淡，苔白，脉沉细。

治疗方法：温肾壮阳。

适宜处方：四季双美丹（庞保珍编著《不孕不育中医治疗学》）。

附子、肉桂、熟地、山萸肉、山药、枸杞子、菟丝子、鹿茸、淫羊藿、丹参、柴胡。

（3）心脾两虚证

不适表现：性欲低下，精神不振，失眠健忘，胆怯多疑，心悸自汗，纳少，面色无华；舌淡，苔薄白，脉细弱。

治疗方法：补益心脾。

适宜处方：春欣丹（庞保珍编著《不孕不育中医治疗学》）。

黄芪、人参、当归、龙眼肉、白术、茯苓、酸枣仁、柴胡、白芍、山药。

43. 男性性欲低下的中成药疗法

（1）肝气郁结证 逍遥丸：口服，一次6～9克，一日2次。

（2）命门火衰证 海龙胶口服液：口服，一次40毫升（2支），一日1～2次；或龟龄集：口服，一次2粒，一日1次，早饭前2小时用淡盐水送服。

（3）心脾两虚证 人参归脾丸：口服，一次1丸，一日2次。

44. 男性性欲低下的药膳食疗法

（1）肝气郁结证

良附蛋糕（《中国食疗学·养生食疗菜谱》）：高良姜6g、香附6g、鸡蛋5枚、葱白50g、熟猪油130g、食盐2g、味精1g、湿淀粉15g。

制法与用法：良姜、香附研细粉，葱白头洗净切碎，鸡蛋打入大碗内,用竹筷搅打 1 分钟,加入药粉、食盐、味精、湿淀粉、清水继续搅拌均匀。炒锅置中火上,下熟猪油烧至六成热时,移至小火上,用汤瓢舀出油约 30g,随即将糕浆倒入锅中,再将舀出的油倒入糕浆内,用锅盖盖好,约烘 10 分钟,翻面再烘 2~3 分钟,用刀划成三角形入盘,直接食用。

(2)命门火衰证

鹿角粥(《癯仙活人方》):鹿角粉 10g、粳米 60g。

制法与用法:先以米煮粥,米汤数沸后调入鹿角粉,另加食盐少许,同煮为稀粥,1 日分 2 次服。

使用注意:本方温热,夏季不宜选用,适合在冬天服食。因其作用比较缓慢,应当小量久服,一般以 10 天为 1 疗程。凡素体有热,阴虚阳亢,或阳虚而外感发热者,均当忌用。

肉桂羊肾羹(《常见慢性病营养配餐与食疗·性功能障碍》):鲜羊肾 1 对、肉桂末 5 克、生姜 5 克、食盐 1 克、胡椒粉 1 克、鸡精 1 克。

制法与用法:①将羊肾洗净,去脂膜,斩细。生姜洗净后切成细粒。②锅中加水一大碗,烧开后下羊肾、姜粒、食盐,再煮沸后下肉桂末、胡椒粉、鸡精即成。

肉苁蓉鸡(《常见慢性病营养配餐与食疗·性功能障碍》):肉苁蓉 50g、仔公鸡 1 只、淫羊藿 30g、料酒 10g、生姜 10g、葱白 10g、食盐 2g、味精 1g、胡椒粉 1g。

制法与用法:①将肉苁蓉用白酒浸泡后刮去皱皮,切成片,与淫羊藿同入砂锅,水煎两次,取两次滤液合并约 500 毫升。②将仔公鸡宰杀后去毛和内脏,放入锅中,加药液、水 500 毫升,大火煮沸后下料酒、生姜、葱白、食盐,改小火煨炖至鸡肉烂熟。吃时加味精、胡椒粉入汤中,吃肉、喝汤,分多次吃完。

(3)心脾两虚证

龙眼酒(《万氏家抄方》):龙眼肉 60g,上好烧酒 500g。

制法与用法：内浸百日，随个人酒量适量饮用。

使用注意：湿阻中满或有停饮、痰、火者不宜服用。不善饮酒者，也可煎汤内服。孕妇不宜服用，以免生热助火。

45. 男性性欲低下的预防

（1）寻找病因，妥善解决心理障碍等影响因素。

（2）设法增进夫妻感情，相互体贴，性生活协调，有规律。

（3）女方要主动配合男方的治疗，给予必要的性刺激。

（4）积极治疗原发疾病。

（5）适当参加体育锻炼，可使中枢神经系统的兴奋和抑制过程均衡地增强。此外，酌情服食羊肉、海参、韭菜等，对康复亦有重要作用。

46. 阳痿的概念

阳痿指阴茎不能勃起，或勃而不坚，不能插入阴道进行性交为主要表现的痿病类疾病。

47. 阳痿的发病原因

（1）肝气郁结：情志不遂，郁怒伤肝，则肝气郁结，肝失调达，宗筋阴血充盈不足，宗筋失用，发生阳痿。

（2）命门火衰：先天禀赋不足或房事不节，使肾精亏耗，阴损及阳；或手淫所伤太过，或久病大病失养；或误用寒凉伤阳，致肾阳亏损，命门火衰，命门少火的温养，乃性功能正常的必备条件。命门火衰，宗筋失于温煦，则阳痿不举。

（3）心脾两虚：思虑过度，损伤心脾，则生化无源，阳明经气血空虚，宗筋失养，且无力鼓舞阳事，阳道不振，导致阳痿。

（4）湿热下注：过食肥甘，或饮酒太过，或感受湿热之邪，损伤脾胃，运化失职，聚湿生热，内阻中焦，郁蒸肝胆，伤及宗筋，致使宗筋驰纵不收而至阳痿；或交合不洁，湿热内生，或忍精不泻，败精内郁，化为湿热，或患病之后，湿热未清，湿热下注，浸淫肝肾，肝肾无力主司外阴，宗筋迟缓，导致阳痿。

（5）**瘀血阻络**：情志刺激，肝失疏泄，气郁日久；或跌扑外伤，损及阴部；或邻近部位手术创伤，或痰湿、湿热、寒邪、败精久留；或久病等致气虚，气虚失运，血停为瘀；或久病、失血等致血虚，血虚失润，涩滞为瘀；或房事不节，阳虚血寒，凝滞为瘀；或房事过频或手淫过度，损伤肾阴，阴虚血稠，黏滞而瘀等均可使瘀血阻络。无论何种原因导致的瘀血，均可导致阳痿，因瘀血阻于宗筋络脉，导致宗筋失养，难以充盈则发为阳痿。

（6）**阴虚火旺**：先天不足，阴精亏虚；或房事太过，屡竭阴精；或久病、大病，失于调养；或屡用刚燥壮阳催性之品，耗伤阴液，致肝肾精血不足，阴虚火旺，宗筋失于濡养则为阳痿。

（7）**惊恐伤肾**：素来胆虚，多疑善虑，突遭意外，神情恐慌；或初次性交失败，而恐于以后性交失败；或性交不和谐，恐怕女方指责；或房事之中卒受惊恐，心悸胆怯，精神不振，惊则气乱，恐则伤肾，肾伤则作强不能，宗筋微软不用，而至阳痿。

（8）**寒滞肝脉**：素体阳虚寒盛，或起居不慎，感受寒邪，寒滞肝脉，阳气不能布达阴器，宗筋失煦，宗筋无以屈伸，导致阳痿。

（9）**肝血亏虚**：禀赋不足，或久病重病失养，或饮食化源不足，或失血，导致肝血亏虚，宗筋失养，则阳痿不举。

（10）**痰湿阻络**：饮食不节致脾失健运，聚湿生痰；或形体丰盛，素有痰湿等，导致痰湿过盛，湿浊下注，聚于宗筋，经络受阻，则无以令阳器振兴，导致阳痿。

48. 阳痿的中医辨证论治

可在医生的指导下应用下列中药治疗：

（1）肝气郁结证

不适表现：阳事不举，情志抑郁，胸胁胀满，急躁易怒，善太息，舌质淡红，苔薄白，脉弦。

治疗方法：疏肝解郁，通络振痿。

适宜处方：逍遥阳春丹（庞保珍编著《不孕不育中医治疗学》）。

当归、白芍、柴胡、茯苓、白术、甘草、蜈蚣、水蛭。

（2）命门火衰证

不适表现：阳事不举，面色㿠白，头晕目眩，精神萎靡，腰膝酸软，畏寒肢冷，耳鸣；舌淡，苔白，脉沉细。

治疗方法：温肾填精，振阳兴痿。

适宜处方：右归媛欣丹（庞保珍编著《不孕不育中医治疗学》）。

附子、肉桂、熟地、山萸肉、山药、枸杞子、菟丝子、鹿茸、淫羊藿、巴戟天、水蛭。

（3）心脾两虚证

不适表现：阳痿，精神不振，失眠健忘，胆怯多疑，心悸自汗，纳少，面色无华；舌淡，苔薄白，脉细弱。

治疗方法：益气补血，健脾养心。

适宜处方：君土启春丹（庞保珍编著《不孕不育中医治疗学》）。

黄芪、人参、当归、龙眼肉、白术、茯苓、夜交藤、酸枣仁、炙甘草、柴胡、白芍。

（4）湿热下注证

不适表现：阴茎痿软，勃而不坚，阴囊潮湿气臊，下肢酸重，尿黄，解时不畅，余沥不尽；舌红，苔黄腻，脉滑数。

治疗方法：清热利湿。

适宜处方：清利鸶春丹（庞保珍编著《不孕不育中医治疗学》）。

黄柏、苍术、厚朴、萆薢、黄芪、车前子、猪苓、滑石、栀子、益母草、枳壳、莱菔子。

（5）瘀血阻络证

不适表现：阴茎痿软，伴见睾丸刺痛，胸胁胀闷窜痛，性情急躁，胁下痞块，或腹、腰、阴部刺痛；舌质紫暗或有瘀斑瘀点，脉涩。

治疗方法：活血化瘀，通络振痿。

适宜处方：逐瘀秃鸡丹（庞保珍编著《不孕不育中医治疗学》）。

蜈蚣、川芎、丹参、水蛭、三棱、莪术、九香虫、白僵蚕、柴胡、黄芪、当归。

（6）阴虚火旺证

不适表现：阳器易兴却痿软无用，动念即泄，头晕健忘，耳鸣腰酸，五心烦热，舌红，少苔或苔薄黄，脉细数。

治疗方法：滋阴降火。

适宜处方：春雨鸳欣丹（庞保珍编著《不孕不育中医治疗学》）。

知母、黄柏、熟地、山药、山萸肉、泽泻、茯苓、丹皮、淫羊藿、菟丝子、龟板。

（7）惊恐伤肾证

不适表现：阳痿，胆怯多疑，精神苦闷，心悸失眠，舌淡，苔薄，脉弦细。

治疗方法：宁心安神，补肾振痿。

适宜处方：宣志祥春丹（庞保珍编著《不孕不育中医治疗学》）。

柴胡、当归、白芍、炒枣仁、远志、蜈蚣、熟地、巴戟天、淫羊藿、人参、白术、水蛭。

（8）寒滞肝脉证

不适表现：阴茎痿软，性欲减退，阴茎、睾丸冷痛牵引小腹、少腹，得热稍舒，遇寒加重；舌质淡，苔白，脉沉弦。

治疗方法：温经暖肝，散寒振痿。

适宜处方：暖肝金枪长胜丹（庞保珍编著《不孕不育中医治疗学》）。

乌药、小茴、肉桂、淫羊藿、仙茅、山萸肉、枸杞子、橘核、荔枝核、当归。

（9）肝血亏虚证

不适表现：阴茎痿软，伴见眩晕耳鸣，面色无华，夜寐多梦，肢体麻木，关节拘急不利，爪甲不容，视力减退，舌质淡，苔白，脉细。

治疗方法：补血养肝。

适宜处方：鱼水双美丹（庞保珍编著《不孕不育中医治疗学》）。

人参、黄芪、白术、甘草、当归、熟地、白芍、茯神、枣仁、山萸肉、枸杞子、砂仁。

（10）痰湿阻络证

不适表现：阴茎痿软，体倦易疲，晨起痰多，头晕目眩，肢体困重，胃脘痞满或见胸闷、泛恶，口中粘腻，舌胖大有齿痕，舌质淡苔白腻，脉滑。

治疗方法：化痰，祛湿，通络。

适宜处方：涤痰忘忧丹（庞保珍编著《不孕不育中医治疗学》）。

白僵蚕、苍术、半夏、陈皮、茯苓、栝楼、薏苡仁、黄芪、露蜂房、桂枝、九香虫。

49. 阳痿的中成药疗法

（1）肝气郁结证 逍遥丸：口服，一次6~9克，一日2次。

（2）命门火衰证 海龙胶口服液：口服，一次40毫升（2支），一日1~2次。或龟龄集：口服，一次2粒，一日1次，早饭前2小时用淡盐水送服。

（3）心脾两虚证 人参归脾丸：口服，一次1丸，一日2次。

（4）湿热下注证 龙胆泻肝丸：口服，一次3~6克，一日2次。

（5）瘀血阻络证 血府逐瘀口服液：口服，一次2支，一日3次。

（6）阴虚火旺证 大补阴丸：口服，水蜜丸一次6克，一日3次；大蜜丸一次1丸，一日2次。

（7）惊恐伤肾证 强龙益肾胶囊：口服，一次3粒，一日3次。

（8）寒滞肝脉证 少腹逐瘀丸：口服，一次1丸，一日2~3次。

（9）肝血亏虚证 四物合剂：口服，一次10毫升，一日3次。

（10）痰湿阻络证 小金片：口服，一次2~3片，一日2次。

50. 阳痿的药膳食疗法

（1）肝气郁结证

香附米炖猪尾（《常见慢性病营养配餐与食疗·性功能障碍》）：香附子20g、猪尾1具、酱油5g、葱花3g、米醋2g。

制法与用法：①将香附子用干净双层纱布包，猪尾去毛洗净，切成段。②香附、猪尾同入砂锅中，加水600毫升。大火煮沸后打去浮沫，改小火炖至猪尾烂熟，去香附子包，加酱油搅匀，起锅后加醋、葱花即成。吃法：佐餐食用，吃猪尾喝汤，每日1次，连吃1周。

（2）命门火衰证

枸杞羊肾粥（《饮膳正要》）：枸杞叶250g（或枸杞子30g）、羊肉60g、羊肾1个、粳米60g、葱白2茎、盐适量。

制法与用法：将新鲜羊肾剖开，去内筋膜，洗净，切细。羊肉洗净切碎，煮枸杞叶取汁，去渣，也可用枸杞叶切碎，同羊肾、羊肉、粳米、葱白一起煮粥。待粥成后，入盐少许，稍煮即可，每日早晚服用。

使用注意：外感发热或阴虚内热，及痰火壅盛者忌食。

伟岸汤（《常见慢性病营养配餐与食疗·性功能障碍》）：枸杞子30g、菟丝子15g、肉苁蓉30g、川牛膝15g、全蝎9g、羊外肾1对。

制法与用法：①将枸杞子、菟丝子、肉苁蓉、川牛膝、全蝎，加水500毫升，在砂锅中连煎两次，滤去渣，合并两次滤液约300毫升。②将药液与羊外肾（羊睾丸）同煮，加料酒5毫升、生姜5克、盐2克，煮至羊肾烂熟。吃法：吃羊肾、喝汤，每日1次，睡前食用。

单鞭救主（《常见慢性病营养配餐与食疗·性功能障碍》）：牛鞭1具、羊肉100g、鸡肉300g、枸杞子30g、菟丝子30g、肉苁蓉30g。

制法与用法：①将牛鞭（公牛阴茎及睾丸）用温水浸泡发涨，去净表皮，顺尿道对剖成块，睾丸也剖开，用清水洗净后，放入沸水中氽一下，去腥膻味，捞入凉水中漂洗，待用。②将加工后的牛鞭放入锅中，加清水 2000 毫升，煮沸后撇去浮沫，加花椒 5 克，老姜、料酒各 10 克、加入鸡肉、羊肉，再大火煮沸；滤去汤中花椒、姜，再置火上，加入装有枸杞子、菟丝子、肉苁蓉的纱布袋（扎紧袋口），继续煨炖至牛鞭酥烂为止。③将牛鞭、羊肉、鸡肉捞出，切成细条，加食盐 2 克，冲入热汤即可食用。吃法：每日 1 次，每次吃肉 100 克，喝汤 1 小碗。

菟丝粥（《常见慢性病营养配餐与食疗·性功能障碍》）：菟丝子 15g、韭菜籽 10g、粳米 100g。

制法与用法：①将菟丝子、韭菜籽小火炒熟。②与粳米煮成粥即成。

（3）心脾两虚证

桂圆枣粥（《中医药膳与食疗》）：桂圆肉 15g，红枣 3~5 枚，粳米 100g。

制法与用法：将原料置砂锅中加入清水，如常法煮粥，喜甜食者可加红糖少许调味。每日食 1 次，连食 15 天，也可间断食用。

（4）湿热下注证

滑石粥（《太平圣惠方》）：滑石 20g，粳米 50g，白糖适量。

制法与用法：将滑石磨成细粉，用布包扎，放入煲内，加水 500 毫升，中火煎煮 30 分钟后，弃布包留药液。粳米洗净入煲，注入滑石药液，加水适量，武火煮沸后文火煮成粥。粥成调入白糖，温热食用。每日 2 次，每次 1 碗。

使用注意：滑石粥有通利破血的能力，孕妇忌服；脾胃虚寒，滑精及小便多者亦不宜服用。

（5）瘀血阻络证

木耳炒鸡片（《慢性疾病营养美味配餐图谱·性功能障碍》）：黑木耳 6 克、鸡脯肉 250 克、橄榄油 15 克、食盐适量、姜粒 5 克、葱花 5 克。

制法与用法：将黑木耳温水发涨，鸡脯肉洗净切片。锅中放橄榄油烧热，下姜粒炒香，放入鸡片炒半熟，再下木耳、盐炒匀炒熟，撒上葱花即成。

（6）阴虚火旺证

地骨皮饮（《千金要方》）：地骨皮 15g、麦门冬 6g、小麦 6g。

制法与用法：上 3 味加水煎煮，至麦熟为度，去渣取汁，代茶频饮。

（7）惊恐伤肾证

雀儿药粥（《太平圣惠方》）：雀儿 10 枚（剥去皮毛，剁碎）、菟丝子 30g（酒浸 3 日，晒干，捣为末）、覆盆子 30g、五味子 30g、枸杞子 30g、粳米 60g、酒 60g。

制法与用法：上为末。将雀肉先以酒炒，入水 3 大盏，次入米煮粥，欲熟，下药末 10g，搅转，入五味调令匀，更煮熟，空心食之。

使用注意：本方功能壮阳，凡阴虚火旺、性机能亢进者不宜服用。

（8）寒滞肝脉证

吴茱萸粥（《食鉴本草》）：吴茱萸 2g、粳米 50g、生姜 2 片、葱白 2 茎。

制法与用法：将吴茱萸碾为细末。粳米洗净先煮粥，待米熟后再下吴茱萸末及生姜、葱白，文火煮至沸腾，数滚后米花粥稠，停火盖紧焖 5 分钟后调味即成。早、晚乘温热服，随量食用，一般以 3 ~ 5 天为一疗程。

使用注意：吴茱萸气味浓烈，温中力强，故用量宜小，不宜久服。

（9）肝血亏虚证

归参炖母鸡（《乾坤生意》）：当归身 15g，党参 15g，母鸡 1500g，生姜、葱、料酒、食盐各适量。

制法与用法：将母鸡宰杀后，去掉杂毛与内脏，洗净。再将洗净切片的当归、党参放入鸡腹内，置砂锅中，加入葱、姜、料酒等，掺入适量的清水，武火煮沸后，改用文火炖至鸡肉熟透即成，可分餐食肉及喝汤。

使用注意：外邪未净及热性病患者不宜食用。

参芪炖鲜胎盘（《实用食疗方精选》）：鲜胎盘 1 个、黄芪 60g、潞党参 60g、当归身 20g、生姜 15g。

制法与用法：将鲜胎盘割开血管，用清水洗漂干净，置沸水中煮 2～3 分钟，及时捞出，放入锅内，再将洗净的党参、黄芪、当归身一并放入，加水适量，置武火上烧至欲沸时，除去浮沫。然后加入洗净拍破的生姜，改用文火，炖至胎盘熟透，趁热食用胎盘及汤，可分次服完，日服 2～3 次。

使用注意：血虚有热之证不宜服用。

阿胶羊肝（《中医饮食疗法》）：阿胶 15g、鲜羊肝 50g、水发银耳 3g、青椒片 3g、白糖 5g、胡椒粉 3g、绍酒 10g、酱油 3g、精盐 2g、味精 5g、香油 5g、淀粉 10g、蒜末 3g、姜 3g、葱 5g。

制法与用法：将阿胶放于碗内，加入白糖和适量清水，上屉蒸化。羊肝切薄片，放入碗内，加入干淀粉搅拌均匀备用。另用 1 小碗，加入精盐、酱油、味精、胡椒粉、淀粉勾兑成汁。炒锅内放入 500g 油，烧五成热时，将肝片下入油中，滑开滑透，倒入漏勺内沥去油。炒锅内留少许底油，放入姜葱炸锅，加入青椒、银耳，烹入绍酒，倒入滑好的肝片、阿胶汁，翻炒几下，再把兑好的芡汁泼入锅内，翻炒均匀，加香油即成。

使用注意：阿胶性质滋腻，有碍消化，故脾胃虚弱、食欲不振、大便溏薄者忌服。如有外感表证未愈者，亦不宜用。

猪肝羹（《太平圣惠方》）：猪肝 100g、葱白 15g、鸡蛋 2 枚、豆豉 5g。

制法与用法：将猪肝切成小片，加盐、酱油、料酒、淀粉，抓匀。葱白切碎，鸡蛋打散，备用。先以水煮豆豉至烂，下入猪肝、葱白，临熟时将鸡蛋倒入，佐餐食之。

（10）痰湿阻络证

薏苡仁粥（《本草纲目》）：薏苡仁60g、粳米60g、盐5g、味精2g、香油3g。

制法与用法：将薏苡仁洗净捣碎，粳米淘洗，同入煲内，加水适量，共煮为粥。粥熟后调入盐、味精、香油，温热食之，日服2次。

使用注意：本粥为清补健胃之品，功力较缓，食用时间需长，方可奏效。大便秘结及孕妇慎用。

半夏山药粥（《药性论》）：半夏30g、山药60g。

制法与用法：半夏先煮半小时，去渣取汁一大碗。山药研成粉，放入半夏汁内，煮沸搅成糊状即可食，分3天早晚温服。

使用注意：半夏有小毒，宜制成法半夏后使用，且煎煮时间宜长，去其毒性。

51. 阳痿的心理治疗

大部分器质性阳痿患者同时不同程度地存在着心理障碍，医生在进行勃起功能障碍的心理治疗前，首先应当详细地询问病史，进行全面的体格检查、实验室检查及与勃起功能障碍等相关的特殊检查，对勃起功能障碍患者进行正确的诊断与全面的评价。

第一阶段：语言开导。精神因素是导致阳痿的主要原因，医者必须向患者耐心地进行语言开导，以提高疗效。首先，要为患者严格保密，使之消除顾虑，畅所欲言。部分患者对病因无法描述清楚，医生则应予以启发，通过患者自述，详细掌握其精神状况，然后有针对性地进行开导。同时，做好其妻子的思想工作，使之精神轻松，心情舒畅，排除杂念，增强信心。即使是器质性阳痿患者，也不能忽视语言开导，因此类患者一般思想负担较重，往往担心是不治之症，丧失治疗信心。医生应向患者耐心解释，使之正确对待疾病，积极配合治疗。在这个阶段中，由心理治疗师与夫妻一起探讨所面临的勃起功能障碍，了解病情的过程，给予指导，纠正错误的性观念，改善夫妻关系，重建夫妻间的性交流。在性生活中，由于害怕失败而产生的焦虑紧张情绪，压抑了性功能的自然性，性功能的压抑又使性交失败。"焦虑—失败—焦虑"长久下去，形成恶性循环，导致勃起功能障碍。故在这个阶段，夫妻之间禁止性交，为了消除对性活动的焦虑状态，进行一些简易的松弛训练。同时，应使夫妻双方明白：①性行为是一种本能的生理过程，是每个人情感表达的最高形式，性行为是多样化的。②性行为是一种脆弱的行为，很容易受到外界因素、消极心理与保守观念等因素的影响。③在治疗过程中，应关心的是夫妻双方的共同利益，而不应仅是自己的利益。夫妻双方要努力合作，相互交流，共同体验性行为所带来的乐趣。④不要为对方和自己设置既定目标，否则期望值越高，失败的机率也越大。在治疗过程中的失败并不可怕，它往往是治疗进展中将要遇到的正常现象，同时也恰恰反映出问题的所在，故不必感到内疚或相互指责，对重新勃起的可能性树立起信心。

第二阶段：行为治疗，主要介绍性感集中训练方法。性感集中训练要求在良好的环境下进行，且保证无人干扰，具有合适的温度、柔和的光线与轻松的音乐等，每天训练1个小时。训练可分为以下4个阶段，但各阶段之间不能被绝对地划分开，应有机地衔接为一个完整的过程，每一阶段一般要持续2~3周。需要注意的是，一旦在训练中出现焦虑、不能耐受的状况，应及时停下来进行交流，并返回上一阶段。训练中出现这种情况往往反映出病人对训练的阻抗，医生应酌情加以分析，找出其内心或人际的冲突，帮助解决。

（1）非生殖器性感集中训练　夫妻双方赤裸地躺在一起，互相接吻、拥抱及抚摸全身，但注意不要抚摸乳房和生殖器官。在进行这些活动时，可以用一些亲昵的言语进行交流，并体会由此带来的皮肤快感与情感享受，唤起自然的性反应，使阴茎可以自然勃起。要注意，这些活动是为了提高身体各部分的感受能力，而不是为了使性唤起或满足性交需要。虽然这个阶段往往出现性兴奋，但一定不要性交，应该把注意力集中到体会整个身体的快感上。

（2）生殖器性感集中训练 当双方在前一阶段的训练中取得理想效果后，则进入生殖器性感集中训练。虽然此阶段的重点是刺激生殖器，但每次训练仍然应从非生殖器部位开始，循序渐进。夫妻双方相互爱抚对方可以引起性兴奋的躯体性刺激点与生殖器，如男性的阴茎、大腿内侧、腋窝与乳头等，女性的阴蒂、阴唇、乳房、大腿内侧、嘴唇、耳垂和腋窝等，使性兴奋逐渐增强，阴茎可以持续勃起或多次勃起，消除焦虑与恐惧感，增强其自信心。这个阶段仍然不要性交，而在操作过程中尽量体会心身的欣快感，并逐渐把性感集中到生殖器官上。

（3）阴道容纳阶段 一般采用女上位，待男方阴茎勃起后，女方将阴茎纳入阴道，但双方均不运动，仔细体验这种容纳过程的感受，消除以往担心女方在性行为过程中不能获得满足的焦虑，增强能完成性交的自信心。如果阴茎勃起开始消退，女方可稍加抽动或令阴茎退出后，以手刺激重新勃起后再插入，反复操作以强化体验。

（4）阴道容纳并抽动训练 当双方能耐受阴道容纳后，训练便可以向纵深发展，即模拟性行为的阴道容纳并抽动训练。在此阶段，仍然是体验阴道容纳加抽动的感受，享受性快感，而不是以正式的性高潮为目标。抽动应采取"动—停—动"的原则，尽量延长性交的时间，同时变换抽动的频率、力度、深浅，加强对各种感受的体验。

52. 阳痿的预防

（1）调畅情志： 调畅情志不仅是预防 ED 的重要一环，而且是治疗精神性勃起功能障碍的关键环节。

（2）谨和五味： 饮食有节，切忌"以酒为浆，以妄为常"，过食肥甘，以免湿热内生，导致此病。

（3）节制房事： 性生活不可无，也不可过。切勿恣情纵欲、手淫过度，以保证中枢和性器官得以调节与休息。

（4）学习性知识：普及性知识与性教育，正确对待性的自然生理功能，消除不必要的精神顾虑，有利于减少或避免精神性勃起功能障碍的发生。

（5）早期诊治：患有勃起功能障碍后不必惊慌失措，及时去医院就诊。夫妻双方要互相体谅，正确对待，同时配合医生的治疗，积极治疗可能引起勃起功能障碍的原发疾病，这样才有利于疾病的早日康复。

53. 早泄的概念

性交时，阴茎尚未插入阴道，双方尚未接触或刚接触，或插入后不足 1 分钟即行射精，致不能进行正常性交，持续 1 个月以上者称为早泄，中医又称之为鸡精。

54. 早泄的发病原因

（1）肝经湿热：嗜食辛辣、肥甘，导致湿热内生；或肝气郁结，日久化热，湿热蕴结，疏泄失常；或交媾不洁，湿热之邪外侵，湿热蕴于肝经，扰动精室，而致早泄。

（2）阴虚阳亢：素体阴虚，或手淫频繁，纵欲无节，遗泄太过；或房事不节，肾阴亏损，阴虚火旺，相火炽盛，精室被灼，精关失固，而成早泄。

（3）肾气不固：先天禀赋不足，或后天久病伤肾；或过早婚育，或手淫恶习；或房事不节，纵欲过度，损伤肾气，以致肾气虚衰，封藏失职，固摄无权，发为早泄。

（4）心脾虚损：久思积虑，劳神过度；或久病失养，饮食少进，均可损伤心脾，致心脾两虚。心不足则神不明，脾不足则气不摄，从而导致早泄。

55. 早泄的中医辨证论治

可在医生的指导下，应用下列中药治疗：

（1）肝经湿热证

不适表现：性欲亢进，射精过早，头晕目眩，口苦咽干，小便黄赤，舌质红，苔黄腻，脉弦数。

治疗方法：清热利湿。

适宜处方：清利金锁丹（庞保珍编著《不孕不育中医治疗学》）。

龙胆草、黄芩、栀子、柴胡、泽泻、萆薢、车前子、薏苡仁、当归、生地、生甘草。

（2）阴虚阳亢证

不适表现：阳事易举，早泄滑遗，虚烦不寐，腰膝酸软，潮热盗汗，舌红，苔少，脉细数。

治疗方法：滋阴降火。

适宜处方：滋降玉锁丹（庞保珍编著《不孕不育中医治疗学》）。

知母、黄柏、生地、山萸肉、山药、丹皮、茯苓、泽泻、煅龙骨、段牡蛎、沙苑子。

（3）肾气不固证

不适表现：性欲减退，早泄遗精，甚则阳痿，腰膝酸软，精神萎靡，夜尿多，舌淡，苔白，脉沉弱。

治疗方法：益肾固精。

适宜处方：济肾锁金丹（庞保珍编著《不孕不育中医治疗学》）。

附子、肉桂、熟地、山萸肉、山药、丹皮、茯苓、泽泻、桑螵蛸、五味子。

（4）心脾虚损证

不适表现：早泄，肢体倦怠，面色不华，心悸短气，健忘多梦，舌淡，脉细。

治疗方法：健脾养心。

适宜处方：归脾锁精汤（庞保珍编著《不孕不育中医治疗学》）。

黄芪、党参、当归、龙眼肉、白术、柴胡、茯神、远志、酸枣仁、炙甘草、山药、芡实。

56. 早泄的中成药疗法

（1）肝经湿热证　龙胆泻肝丸：口服，一次 3～6 克，一日 2 次。

（2）阴虚阳亢证　大补阴丸：口服，水蜜丸，一次 6 克，一日 3 次；大蜜丸一次 1 丸，一日 2 次。

（3）肾气不固证　五子衍宗片：口服，一次 6 片，一日 3 次。

（4）心脾虚损证　人参归脾丸：口服，一次 1 丸，一日 2 次。

57. 早泄的药膳食疗法

（1）肝经湿热证

栀子仁粥（《太平圣惠方》）：栀子仁 100g，粳米 100g，冰糖少许。

制作与用法：将栀子仁洗净晒干，研成细粉备用。粳米放入瓦煲内，加水煮粥至八成熟时，取栀子仁粉 10g 调入粥内继续熬煮，待粥熟调入冰糖，煮至溶化即成。每日 2 次温热服食，3 天为 1 疗程。

使用注意：本粥偏于苦寒，能伤胃气，不宜久服多食，如体虚脾胃虚寒，食少纳呆者不宜服食。

苦瓜塞肉（《中医药膳与食疗》）：苦瓜 200g，肉馅 150g，鸡蛋 30g，黄酒 10g，生姜 10g，食盐、葱及调料适量。

制法与用法：先将肉馅加入鸡蛋、黄酒、食盐、葱、姜末等拌匀，再将苦瓜去瓤、洗净。肉馅塞入苦瓜中，切成段，然后加入黄酒、油等调料，焖烧至熟后即可食用。

（2）阴虚阳亢证

鳖肉二母汤（《中医药膳与食疗》）：鳖一只（约 500g），知母 15g，贝母 12g，熟地 15g，山药 15g，生姜 15g，大蒜、葱、食盐、花椒、味精等调味品适量。

制法与用法：将鳖杀后去壳，取肉切块，生姜切片。上方加适量水一同炖煨，至熟烂后调味。

（3）肾气不固证

金樱子炖猪小肚（《泉州本草》）：金樱子 30g，猪小肚 1 副，食盐、味精各适量。

制法与用法：先将猪小肚去净肥脂，切开，用盐、生粉拌擦，用水冲洗干净，放入锅内用开水煮 15 分钟，取出放冷水中冲洗。金樱子去净外刺和内瓤，一同放入砂锅内，加清水适量，武火煮沸后，文火炖 3 小时，再加食盐、味精调味即成。

使用注意：本方具有补肾固涩之功用，感冒期间，以及发热的病人不宜食用。另外，食用时要特别注意将猪小肚漂洗干净，否则会有臊味。

山茱萸粥（《粥谱》）：山茱萸 15g，粳米 60g，白糖适量。

制法与用法：将山茱萸洗净去核，与粳米同入砂锅煮粥，待粥将成时，加入白糖稍煮即成。1 日分 2 次食用，3～5 天为一疗程，病愈即可停服。

使用注意：本方以补涩见长，邪气未尽者忌用。此外，因山茱萸果核可以导致遗精，故煮粥时宜先将果核去除干净。

（4）心脾虚损证

参归猪肝汤（《四川中药志》）：猪肝 250g，党参 15g，当归 15g，枣仁 10g，生姜、葱白、料酒、食盐、味精适量。

制法与用法：将党参、当归洗净，切薄片，枣仁洗净打碎，加清水适量煮后取汤。将猪肝切片，与料酒、食盐、味精、水发豆粉拌匀，放入汤内煮至肝片散开，加入拍破的生姜、切段的葱白，盛入盆内蒸 15～20 分钟；食肝片与汤。

58. 早泄的性技巧疗法

在阴茎插入阴道之后，阴茎不要动，只进行接吻、抚摸等方法调情，这样持续的时间越长越好（最多可持续 20～30 分钟）。然后阴茎再进行慢慢的提插，待到快射精时阴茎再次不动（不抽动），只运用接吻、抚摸等方法进行调情，这样持续的时间尽量延长，如此反复地

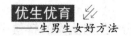
进行性交。

59. 早泄的预防

（1）禁止手淫，节制房事，避免剧烈的性欲冲动，避免用重复性交的方式来延长第二次的性交时间，这样有损于健康。

（2）性交前的情绪对射精的快慢有很大的影响，故应避免忧虑、激动和紧张情绪，要树立信心，配合治疗。

（3）女方应懂得体贴、安慰，且不可威胁、责难其丈夫，否则反而事与愿违，不利于早泄的康复。

（4）不要不经医师指导滥服"壮阳药"。

（5）射精时间的长短没有同一的标准，只要夫妻双方均感到满足就是成功，不能以性交持续时间的长短来作衡量的唯一标准。

60. 不射精的概念

不射精是指性交时没有精液射出，本病在中医文献中无单独论述，多将其归入不育、阳强等病中。

61. 不射精的发病原因

（1）肝郁气滞： 精神刺激，以致肝气郁结，疏泄失常，精关开合失调，不能射精。

（2）瘀血阻滞： 房事不节，病积日久，气滞血瘀，瘀阻精道，故精液不能排出。

（3）湿热蕴结： 外感湿邪，或饮食失节，湿热内生，湿热瘀结，阻止精窍，精关不开，交而不射。

（4）阴虚火旺： 房事劳伤，或手淫恶习，导致肾阴耗损，阴虚而至相火亢盛，不能上济于心，心肾失交，精关开阖失度，故交而不泄。

（5）命门火衰： 先天禀赋不足，或素体阳虚，又因劳伤过度，砍伐命火，而至肾阳衰微。肾阳不足则气化失调，无力排精，以致精液不能外泄。

62. 不射精的中医论治

可在医生的指导下，应用下列中药治疗：

（1）肝郁气滞证

不适表现：阴茎勃起坚硬，交而不射，伴少腹及睾丸胀痛，烦躁易怒，或情志抑郁，梦中可有遗精，胸胁胀满，善太息。舌质淡红，苔薄白，脉弦。

治疗方法：疏肝解郁，通精开窍。

适宜处方：开郁启窍丹（庞保珍编著《不孕不育中医治疗学》）。

柴胡、枳壳、香附、白芍、川芎、路路通、石菖蒲、当归、白术。

（2）瘀血阻滞证

不适表现：射精不能，阴部胀痛，胸闷不舒，心烦易怒，舌质紫暗或有瘀斑，舌苔薄，脉沉涩。

治疗方法：活血化瘀，行气通窍。

适宜处方：逐瘀通关丹（庞保珍编著《不孕不育中医治疗学》）。

水蛭、穿山甲、蜈蚣、昆布、牛膝、当归、白芍、柴胡、枳壳、桔梗、石菖蒲。

（3）湿热蕴结证

不适表现：阴茎勃起，久交不射，可有遗精，伴胸脘痞闷，食少纳差，口苦粘腻，小便短赤，或尿后白浊，阴囊潮湿。舌质红，苔黄腻，脉滑数。

治疗方法：清热利湿，通精利窍。

适宜处方：清利开窍丹（庞保珍编著《不孕不育中医治疗学》）。

苍术、黄柏、薏苡仁、萆薢、茯苓、车前子、牛膝、路路通、麝香。

（4）阴虚火旺证

不适表现：射精不能，性欲亢进，阳强不倒，性情急躁，心烦少寐，溲黄便干，舌红少苔，脉细数。

治疗方法：滋阴降火，状水启窍。

适宜处方：滋降涌泉丹（庞保珍编著《不孕不育中医治疗学》）。

鳖甲、知母、黄柏、熟地、山萸肉、山药、丹皮、茯苓、泽泻、栝楼。

（5）命门火衰证

不适表现：射精不能，性欲减退，阴茎勃起正常或不持久，腰下冷凉，腰膝酸软，精神不振，舌质淡，苔白，脉沉细。

治疗方法：温补命门，益火开窍。

适宜处方：温射突泉丹（庞保珍编著《不孕不育中医治疗学》）。

附子、肉桂、山药、熟地、山萸肉、杜仲、巴戟天、淫羊藿、丹皮、王不留行、六通。

63. 不射精的中成药疗法

（1）肝郁气滞证 逍遥丸：口服，一次6~9克，一日2次。

（2）瘀血阻滞证 血府逐瘀口服液：口服，一次1支，一日3次。

（3）湿热蕴结证 龙胆泻肝丸：口服，一次3~6克，一日2次。

（4）阴虚火旺证 龟甲养阴片：口服，一次8~10片，一日3次。

（5）命门火衰证 海龙胶口服液：口服，一次40毫升（2支），一日1~2次。或龟龄集：口服，一次2粒，一日1次，早饭前2小时用淡盐水送服。

64. 不射精的药膳食疗法

（1）肝郁气滞证

柚皮醪糟（《重庆草药》）：柚子皮（去白）、青木香、川芎各等份，醪糟、红糖各适量。

制法与用法：前3味制成细末，每煮红糖醪糟1小碗，兑入药末3~6g，趁热食用，1日2次。

（2）瘀血阻滞证

三七蒸鹌鹑（《中医药膳与食疗》）：鹌鹑1只，三七粉1~2g，食盐、味精少许。

制法与用法：将鹌鹑去毛及肠杂，洗净切块，用三七粉同置瓷碗中，加入食盐少许，上锅隔水蒸熟，调入味精即成。食肉饮汁，每日1剂，连服7～10天。

（3）湿热蕴结证

栀子仁粥（《太平圣惠方》）：栀子仁100g，粳米100g，冰糖少许。

制作与用法：将栀子仁洗净晒干，研成细粉备用。粳米放入瓦煲内加水，煮粥至八成熟时，取栀子仁粉10g调入粥内继续熬煮，待粥熟，调入冰糖，煮至溶化即成。每日2次温热服食，3天为1疗程。

使用注意：本粥偏于苦寒，能伤胃气，不宜久服多食。如体虚脾胃虚寒，食少纳呆者不宜服食。

（4）阴虚火旺证

双母蒸甲鱼（《妇人良方》）：甲鱼1只（500～600g），川贝母6g，知母6g，杏仁6g，前胡6g，银柴胡6g，葱、姜、花椒、盐、白糖、黄酒、味精适量。

制法与用法：甲鱼宰杀，放尽血水，剥去甲壳，弃除内脏，切去脚爪，洗净后切成大块。药材洗净，切成薄片，放入纱布袋内，扎紧袋口。然后把甲鱼块与药袋一起放入蒸碗内，加水适量，再加葱、姜、花椒、盐、白糖、黄酒等调料后，放入蒸笼内蒸1小时，取出加味精调味即可；分次食用。

（5）命门火衰证

羊脊骨粥（《太平圣惠方》）：羊连尾脊骨1条，肉苁蓉30g，菟丝子3g，粳米60g，葱、姜、盐、料酒适量。

制法与用法：肉苁蓉酒浸1宿，刮去粗皮。菟丝子酒浸3日，晒干，捣末。将羊脊骨砸碎，用水2500毫升，煎取汁液1000毫升，放入粳米、肉苁蓉煮粥。粥欲熟时，加入葱末等调料，粥熟，加入菟丝子末、料酒 20 毫升，搅匀，空腹食之。

使用注意：脾胃虚寒久泻者，应减肉苁蓉；大便燥结者，宜去菟丝子。

五珍牛肉（《常见慢性病营养配餐与食疗·性功能障碍》）：牛肉 150g、补骨脂 15g、小茴香 10g、生姜 10g。

制法与用法：将牛肉洗净，切块。菟丝子、补骨脂、小茴香用双层纱布袋装，扎紧袋口，生姜洗净切片。将药袋放入砂锅，加水 800 毫升，先大火烧开，再小火煮 30 分钟，去药袋，取药液。将牛肉块放入锅中，加药液，料酒、酱油 5 克，生姜，同煮至肉熟汤浓即成。吃法：吃肉喝汤，佐餐食用，每日 3 次。

养元鸡子（《常见慢性病营养配餐与食疗·性功能障碍》）：鸡蛋 2 枚、小茴香 15g、山药 15g、大附子 15g、食盐 2g。

制法与用法：①选购土鸡蛋，洗净蛋壳。②将小茴香、山药、大附子、盐同入砂锅，加水 500 毫升，先大火煮沸后再小火煎煮 1 小时左右，滤去药滓，取药液。③用药液煮鸡蛋至熟即成。吃法：早餐食用，每天 1 次。

龙马童子鸡（《常见慢性病营养配餐与食疗·性功能障碍》）：虾仁 15g、海马 10g、仔公鸡 1 只、葱段 5g、生姜 5g。

制法与用法：①将童子鸡（仔公鸡重 250 克左右）宰杀后，去毛和内脏，洗净置盆中。②将海马、虾仁用温水洗净，泡 10 分钟，放在鸡肉上，加葱段、生姜、骨头汤 100 克，上笼蒸至烂熟。③用豆粉（淀粉）勾芡，加味精 1 克、食盐 2 克，在小铝锅中烧开收汁，浇在鸡肉上即成；分多次佐餐食用，海马亦宜吃下。

65. 不射精的预防

（1）房事调养。在性生活方面，夫妻双方要互相理解、关心、体贴。在过性生活时双方密切配合，不能互相责怪，防止性交过程中精神过度紧张，尽量避免过频的性生活与手淫习惯。

（2）戒烟酒，忌食辛辣油腻刺激之品。

（3）切忌滥用助阳药物。

五、饮食与生男生女

1. 生男生女的"酸碱学说"是怎么回事

生男生女性别选择的"酸碱学说"，由日本的富泽博士系统地提出，即所谓的"富泽理论"。

富泽理论的重心在于："改变先生体质为酸性，太太体质为碱性易生男孩；反之则易生女孩，而体质的改变可从饮食的设计规划做起。"

饮食的酸碱控制法，原理如何并没有人提出真正的理论来。据研究发现：X（决定生女孩）精子量少但能抵抗较恶劣的环境（包括酸性），Y（决定生男孩）精子数量多，但抵抗力较差。

先生体质的酸碱性决定精子制造的多少，且 X 与 Y 精子制造的比例是一致的，也就是不管制造精子多少，Y 精子数目永远占优势。在酸性体质之下，X 与 Y 精子数目虽均减少，但 Y 精子仍足够达成受孕所需的基本数量要求，而 X 精子的数目则较难有受孕机会。

太太体质的酸碱度则会直接反映在阴道黏液上，从而影响精子的生存。酸性体质不利于 Y 精子生存，而利于 X 精子的生存。碱性体质则对 Y 精子的生存有利，不利于 X 精子的生存。

先生是酸性体质，太太是碱性体质，生男的机会较大。因为在这样的环境下，X 精子在制造过程中被压抑下来了，剩下的 Y 精子则可顺利地通过阴道进入子宫授精，所以孕育成男胎儿的几率高。

先生是碱性体质，太太是酸性体质，则生女儿机会较大。因为在这种环境下，先生可制造足量的 X 精子与 Y 精子，但是太太的酸性体质则抑制 Y 精子的存活，只有 X 精子能抵抗阴道恶劣的环境进入子宫授精，所以孕育成女胎儿的几率高。

2. 怎样通过食用酸碱性食物控制生男生女

根据以上理论，有人提出通过饮食调节来改变人体内部的酸碱度，创造适合 X 精子或 Y 精子生存的条件，以便达到控制性别的目的。

若要生女孩，建议女性多吃酸性食物，增加血液的酸度与浓度，改变体质，提高阴道产生的酸性分泌物；而男性多吃碱性食物，则生女宝宝的概率高。

若要生男孩，建议女性多吃碱性食物，男性多吃酸性食物，则生男宝宝的概率高。

3. 如何判断酸碱性食物

人类的食物营养要素可分为五大类：蛋白质、脂肪、碳水化合物（俗称糖类）、维生素、矿物质。其中矿物质的需求虽然只是微量，但却是维系身体健康不可或缺的要素。对于人类而言，必要矿物质中，与食物的酸碱性有密切关系的有 8 种：钾、钠、钙、镁、铁、磷、氯、硫。其中，钾、钠、钙、镁、铁进入人体之后，就呈现碱性，称为碱性元素；磷、氯、硫进入人体之后，就呈现酸性，称为酸性元素。

判定某一种食物的酸碱性时，完全依据酸性元素与碱性元素的含量比率。所谓碱性食物或酸性食物，是指食物经过消化代谢后产生的阳离子居多或阴离子居多的食物。某种食物如经代谢后产生的钾、钠、钙、镁、铁等阳离子占优势，则属碱性食物，而代谢后产生的磷、氯、硫等阴离子占优势，则属于酸性食物。

一般来讲，大部分动物性食物，如鸡、鸭、鱼、肉类等属酸性食物；植物性食品中，除五谷、杂粮外，多半为碱性食物。

4. 怎样利用燃烧法测定食物的酸碱性

食物酸碱程度是用燃烧法测定的，即将食物燃烧成灰质（100 克食物放在坩锅里加热），再取出用水溶解，滴定其酸碱度。

为何要用燃烧法测定食物的酸碱性呢？这是因为食物经过胃的消化，肠的分解、吸收，一连串体内燃烧的过程与空气中的燃烧几乎是相似的，因此采用这种方法来判定食物的酸碱性。如柠檬、橘子等食物，虽然吃起来会感到酸酸的，但进入体内后，有机酸在体内代谢氧化形成二氧化碳和水，可迅速被排出体外，留下许多矿物质，如钾、钙、钠、镁等。因此，它们被归为碱性食物。

5. 常见的酸性食物

（1）酸性食物按酸性强度可分为：

强酸性：蛋黄、乳酪、白糖做的点心、柿子、乌鱼子、黑鱼。

中酸性：火腿、鸡肉、猪肉、鳗鱼、牛肉、面包、小麦、奶油等。

弱酸性：白米、落花生、酒、油炸豆腐、海苔、泥鳅等。

（2）酸性食物按食品类别可分为：

谷类：米糠、麦糠、燕麦、胚芽米、碎麦、荞麦粉、白米、大麦、面粉、面包等。

蔬菜类：慈姑、白芦笋等。

肉类：鸡肉、马肉、猪肉、牛肉、鸡肉汤等。

鱼贝类：鲷鱼卵、鱿鱼、小鱼干、鲔鱼、章鱼、鲤鱼、鲷鱼、牡蛎、生鲑鱼、鳗鱼、蛤蜊、鲍鱼、虾、干贝、鱼卵、泥鳅等。

乳制品：乳酪等。

海藻类：干紫菜等。

嗜好品：酒糟、啤酒、清酒、奶油等。

6. 口感酸味食物不等于是酸性食物

酸味食物与酸性食物是两个不同的概念，绝不能从食物的口感味道来区分是酸性或碱性食物，具有酸味的食物不一定是酸性食物。有酸味的食物，如柑橘、苹果以及醋均含有丰富的有机酸，其实均是碱性食物。这些有机酸在消化道内可以营造一种酸性环境，有利于人体对食物中无机盐的吸收。酸性食物则是指某种食物经代谢产生磷、氯、硫等阴离子占优势的食物。

7. 常见的碱性食物

（1）碱性食物按强度可分为：

强碱性：葡萄、茶叶、葡萄酒、海带等。

中碱性：大豆、红萝卜、西红柿、香蕉、橘子、草莓、蛋白、柠檬、菠菜等。

弱碱性：红豆、萝卜、苹果、甘蓝菜、洋葱、豆腐等。

（2）碱性食物按食品类别可分为：

蔬菜：魔芋、菠菜、芋头、莴苣、红萝卜、百合、马铃薯、南瓜、竹笋、红薯、莲藕、大黄瓜、茄子、洋葱等。

果类：香蕉、栗子、草莓、橘子、苹果、柿、梨、葡萄、西瓜等。

蛋乳类：鸡蛋蛋白、人乳、牛奶等。

豆制品类：扁豆、大豆、红豆、豌豆夹、豆腐等。

菇类：香菇、松茸、玉蕈等。

海藻类：海带等。

酱菜类：黄萝卜、什锦酱菜等。

嗜好品：葡萄酒、咖啡等。

8. 哪些水果是最佳的碱性食物

营养学常称成熟的水果为最佳的碱性食物，为最好的体内清洁剂。未成熟的水果，酸味重或涩味浓，则属于酸性食物。

苹果：含丰富的钾离子，能中和口腔内的毒素，为极好的牙齿、牙龈清洁剂。

番茄：高度碱性，是很好的酸性中和剂，可改善酸性体质。

菠萝：可帮助胰脏清除与分解蛋白质、脂肪。

无花果：含一种特殊酵素，能够溶解血液中的毒素，可增强脑力、体力与智力。

木瓜：含有一种特殊酵素，为消化之"功臣"。

香蕉：含有大量钾，对神经有益。尤其是因缺钾导致情绪低落、郁闷时，食之更有益。

橘子：具有高度清洁性，且含有大量维生素 C。

椰子：含碱性非常高的食物，任何因为身体过度酸化而造成的疾病，均可借椰子汁或椰奶，得以改善。

柠檬：为高度碱性水果。

9. 想生男孩怎么吃

想生男孩，先生宜选用酸性食物来改变体质为酸性，太太宜选用碱性食物改变体质为碱性。

男性以酸性食物为主：奶、蛋、鱼类（鲤鱼、鱼卵、小鱼干）、肉类（如牛肉、鸡肉、猪肉、马肉等）、谷类（米糠、白米、小麦等）、慈姑、白芦笋等。

女性以碱性食物为主：海带、豆类（如青豆、大豆、红豆、豆腐等）、青菜、莴苣、马铃薯、竹笋、洋葱、香菇、花菜、水果（香蕉、西瓜、苹果等）、鸡蛋蛋白、牛奶、菇类等。

10. 想生女孩怎么吃

想生女孩，先生宜选用碱性食物来改变体质为碱性，太太宜选用酸性食物改变体质为酸性。

男性以碱性食物为主：海带、豆类（如青豆、大豆、红豆、豆腐等）、青菜、莴苣、马铃薯、竹笋、洋葱、香菇、花菜、水果（香蕉、西瓜、苹果等）、菇类等。

女性以酸性食物为主：奶、蛋、鱼类（鲤鱼、鱼卵、小鱼干）、肉类（如牛肉、鸡肉。猪肉、马肉等）、谷类（米糠、白米、小麦等）、慈姑、白芦笋等。

11. 男性适量摄入咖啡因有助于生男孩

这里所说的咖啡因的摄取，并不是指要停止平时的咖啡饮用，而是指希望生女孩时，在与妻子做爱前，尽量不要摄取咖啡因。

咖啡因有利于精子的活动，咖啡或含咖啡因的饮料，如性交前摄取，精子的活动变得活跃，运动能力也会提高，尤其是对可以发育出男孩的 Y 精子来说，原来的运动能力本来就比 X 精子强，由于咖啡因的作用，运动能力会更加提高。摄取咖啡因的合适时间是在性交前的 1 小时左右。

若今天是预测的应该做爱的日子，想生女孩，那么晚饭后的咖啡可以不喝了。相生男孩儿时，先生在与太太性交之前可适量饮用咖啡因。

这个办法，其实在治疗不育症中也使用，不育症的患者进行人工授精时，如把咖啡因加入采集的精子中，精子的机能得到增强。

12. 咖啡对性生活的干扰

咖啡具有提神醒脑的作用，人们在头脑昏沉没有精神的时候，往往会喝一杯咖啡。因此，有很多人在进行性生活之前也会喝点咖啡。

咖啡具有提高人体的自我感受能力，以及感知外界的能力。因此，在进行性生活之前适量饮用咖啡，能够使性生活产生强烈的快感。

咖啡所具有的兴奋作用能够增强性欲，使性高潮出现的时间缩短，但咖啡也会使人在性生活过后仍然处于兴奋状态，不利于人的体力与精神的恢复。

咖啡在刺激人的交感神经时使人兴奋，同时也会抑制与勃起有密切关系的副交感神经，若过量饮用咖啡，会对男性的性功能造成负面影响。

13. 女性适量食用高热量食物易生男孩

英国科学家研究发现，婴儿性别与其母亲在怀孕之前的饮食习惯可能存在一定关联，但一些专家却说，这种认识还需进一步研究。

这项研究由牛津大学与埃克塞特大学的科学家共同完成的，他们对英国 700 多名首次怀孕的女性进行了调查，请她们提供受孕前的饮食记录。结果发现，在怀孕前日常摄取含热量较高食品的孕妇之中，

56%的人后来生了男孩，而摄取含热量较低食品的孕妇生男孩的比例只有45%；怀孕前每天早餐吃谷物的孕妇中，59%的人后来生了男孩，而很少吃或不吃早餐的孕妇生男孩的比例只有43%。

14. 女性适量吃蛤蚧易生男孩

有传闻说，吃蛤蚧易生男孩，虽然按照中医的说法，蛤蚧有益精助阳的功效，但用这种方法来帮助生男孩，缺乏可靠的科学依据。

蛤蚧，特别是蛤蚧的尾部，含有较高的雄性激素，对女性性腺有一定的刺激与调整作用，可能会使女性排卵增多。

15. 女性吃素、吃甜食易生女孩

英国科学家发现，吃素的孕妇比较容易生女儿。研究发现，英国的男婴与女婴数量比例为106:100，但是吃素的女性生下儿子与女儿的比例为85:100。这项数据显示，吃素的孕妇比较容易生女儿。

同时，美国的研究人员发现，食物可以通过激素作用摆动女性生殖系统管道，使某种性别胚胎的"存活能力"更强。因此，女性饮食中糖与脂肪的含量，对胎儿的性别有一定影响，爱吃甜食的女性更易怀女孩。

16. 女性孕前不吃早餐易生女孩

据路透社消息，英国牛津大学所进行的一项研究首次证明，母亲的饮食习惯和胎儿性别具有一定的关系，且摄入较多能量的妇女更有可能会生男孩。若女性在怀孕前期只吃低热量食物或干脆不吃早餐，就有可能会生女孩。

特别提醒的是，不可为了想生女孩就干脆不吃早餐，这样会严重影响健康与优生。

17. 女性每天早餐吃谷物易生儿子

英国科学家研究发现，妇女在怀孕期间多吃高热量食品，及早餐经常吃谷物，可提高生男孩的概率。

这项研究是由牛津大学与埃克塞特大学共同完成的，他们对英国

740 名初孕妇女进行了调查，请他们提供受孕前以及受孕初期的饮食记录。结果发现，在受孕期间日常摄取热量较高食品的孕妇中，56%的人后来生了男孩，而摄取热量较低食品的孕妇生男孩的比例只有45%。研究还发现，每天早餐吃谷物的孕妇中，59%的人后来生了男孩，而很少吃或不吃早餐的孕妇生男孩的只有43%。

同时，领导这项研究的埃克塞特大学哺乳生物学教授菲昂纳·马休斯认为，孕妇多吃香蕉及含钾、钙、维生素 C、维生素 E、维生素 B_{12} 等营养较高的食品，生男孩的机会较大，而以前有人所说的喝牛奶导致生女孩的说法并未得到证实。相反，多食用含钙的食品，会增加生男孩的概率。

18. 想生男生女的饮食控制应从什么时候开始

理论上，饮食控制时间愈长，效果愈为显著，但是根据临床经验，对于平日饮食营养均衡者，一般只需 2 周即可达到体质改变的目的，其成功率与更长期的饮食控制相差不多。所谓的 2 周，是指从排卵日往回算的时间。饮食控制法的保险时间，也应选在月经来潮的第 1 天开始实行，对于无法预测出排卵日者，必须进行 2 周或以上的饮食控制，才能生效。因此，医学界所拟定的性别选择食谱，也就定在 14 天。

对于经常素食者而言，由于平日拒绝食用鱼肉，因此必须花费至少 3 个月，甚至 6 个月以上的时间，利用适量多吃一点鱼肉类来改善体质是必要的，同时荤素搭配对健康也是有利的。不过，若彻底地以酸性食物为中心，仍然在排卵 2 周之前就可以。

对于嗜酒者，想改变成碱性体质，必须戒酒，因为酒精类（包括啤酒、威士忌）均属酸性，唯一例外的是葡萄酒（碱性）。饮食的控制，必须男女双方同时进行才有实效，特别是在控制饮食期间，要使先生的日常生活维持在一种正常的规律下。因为，先生的体力若过于疲劳，不但精子数量会减少，且其活动力也会减弱，可能影响性别选择的成果与优生。

19. 妇女营养与生男生女

科学家曾经进行了大量的观察与统计，他们发现当粮食不足时，那些营养较好的妇女，生男婴的机会比那些营养较差的妇女生男婴的机会高两倍。

研究人员认为，男性胎儿对母体的负担大于女性胎儿，且营养不足的男婴比营养不足的女婴更容易夭折，这也许是人类对抗饥荒的一种自然方法。

当然，这种现象的发生不可能完全取决于营养，假如真是这样的话，在粮食供应充足的西方世界就只会有男婴了。

特别提出的是，不能以营养来控制性别，这不利于优生，我们提倡合理膳食。

六、体质与生男生女

1. 人体节律是怎么回事

科学家研究发现，人从诞生之日起，直至生命终结，其自身的体力、情绪与智力均存在着由强至弱、由弱至强的周期性变化，人们把这种现象称作生物节律——人体生物钟，或生物节奏、生命节律等。

体力、情绪与智力"三节律"，只是人体生物节律的一个重要部分。另外，人在一天 24 小时内感官敏锐程度、温度、血压等有规律的周期性变化，也是人体生物节律的一部分。

目前研究表明，人体的自然节律实际上控制着人体的各项功能，而影响人的最重要的是体力节律、情绪节律与智力节律。人体的体力、情绪与智力这三种生物钟，统称为人体（生物）三节律。人体三节律，从人一降生时起就分别按照各自的曲线，有规律地周期性波动着。

2. 三节律的变化规律是什么

人体的体力、情绪与智力这三条曲线均是从出生日算起，起点在中线（＝0），先进入高潮期（＞0），再经历临界日（＝0），而后转入低潮期（＜0），如此周而复始。每个周期中高潮期与低潮期各占一半时间，体力节律周期为23天，情绪节律周期为28天，智力节律周期为33天。人体的体力、情绪与智力在每一个运转周期中，总是由高潮转向低潮，再由低潮转向高潮。高潮期、低潮期相互过渡的交替日子（与临界线的交点），被称为临界日，临界日的前后1天为临界期。

在人体生物节律中，一般将出现高潮期的最高点那一天作为峰点，出现低潮期最低点的那一天作为谷点。人出生时体力、情绪与智力这三种节律均从临界点开始，进入高潮期，到峰点后逐步转向临界点；越过临界点，进入低潮期；到谷点后逐步转向临界点，到临界点时，完成一个周期。

因此，人体生物节律可分为高潮期、低潮期与临界期。高潮期是能量释放阶段，低潮期是能量蓄积补充阶段。

在体力高潮期，人的精力旺盛，体力充沛；低潮期，则无精打采，疲乏无力。

在情绪高潮期，人的心情舒畅，情绪高昂；低潮期，则情绪低落，心情烦躁。

在智力高潮期，人的头脑灵敏，记忆力强；低潮期，则迟钝健忘，理解力差。

在临界期，身体处在不稳定的过渡状态，此时人的能力与机体协调性较差。因此，此时身体易患病，做事易出错。

3. 人体节律与生男生女

科学研究发现：对生男生女有影响的主要是人的体力节律与情绪节律。

卵细胞有识别与吸引精子的能力，由精子的性质决定，X精子带负电较多，Y精子带正电较多。目前进一步研究认为，卵细胞吸引精子是因为显电性造成的，卵细胞显阳性时吸引X精子，卵细胞显阴性时吸引 Y 精子。因此，在卵细胞显阳性时，夫妻性交就可生女孩；在卵细胞显阴性时，夫妻性交就可生男孩。

有关实验提示：在女性排卵期，若女性的情绪节律曲线处于体力节律曲线的下方，排出的卵细胞就显阳性；反之，若情绪节律曲线处于体力节律曲线的上方，排出的卵细胞就显阴性。

4. 何谓生物节律优生法

目前，优生优孕专家研究认为，选择在夫妇双方体力、情绪与智力这三个生物节律的最佳或较佳状态时安排受孕，就能获得优质的遗传，生出聪明、活泼、健康的孩子，防止与减少低能儿、缺陷儿的发生。反之，若受孕日期碰上体力、情绪与智力这三个节律的"禁区"，则产生缺陷儿的概率会增加。

生物节律优生法，是应用人的体力、智力与情绪三种人体生物节律的周期运行理论，通过科学测算夫妇的生物钟运行对应状况，选择最佳时机受孕，以实现生育健康聪明的高素质子女的愿望。

夫妇双方体力节律同步，而又处在高潮期怀孕的，孩子的体质就健壮。

夫妇双方智力同步，且又处在高潮期怀孕的，孩子的智商就高。

夫妇双方情绪节律同步，而又处在高潮期怀孕的，孩子的性格会比较活泼开朗。

从优生学角度讲，人们应尽力将怀孕时间控制在双优生甚至三优生，即应尽力在夫妇双方二种或三种节律基本同步而又处在高潮期时怀孕最好。

5. 身体劳累、轻松与生男生女

研究认为，Y 精子虽然体态娇小，但敏捷，游得快，寿命短，较脆弱，对环境的适应能力很弱。若准爸爸在受孕前经常加班、熬夜、抽烟、喝酒等，这样长期的过度劳累，就会造成 Y 精子的折损，或活力不足，无力穿过黏稠的宫颈黏液去同卵细胞会见，而被耐力更持久，寿命更长的 X 精子占上风。因此，准爸爸在身体疲劳状态下性交，易生女孩，而工作轻松的准爸爸更容易得到男孩。

从职业方面看，据统计报告结果，男性的职业如是长时间开车的司机、空服员或飞行员、麻醉科医师、久坐办公室的或长期处于电脑辐射的从业人员等，生女孩的概率均特别高。其原因应该是从事这些职业的男性睾丸受到高温、气压或辐射的影响，或是吸入过多有毒的麻醉气体，造成 Y 精子先行衰亡，从而生女孩的机会较多。

此外，长期工作忙、精神压力大的男性生女孩的概率很大，如老板、职业经理人、设计师等。因此，心情舒畅、工作轻松的男性则生男孩的概率偏大。

6. 从中国排坛宿将的生育情况看体质对胎儿性别的影响

在中国老一代排球运动员中，有一个难解之谜：获得"五连冠"殊誉的中国女排宿将，生育的大多数是女儿，而当年男排队员的后代则大多数是男孩。据梁学强研究：

（1）女排宿将生育状况

	女排队员	后代性别	配偶
1	曹慧英	女儿殷悦笑子	
2	郎 平	女儿白浪	经理助理白帆
3	周鹿敏	女儿郑英	
4	陈招绨	女儿郭晨	
5	梁 艳	女儿悦悦	吹奏演员刘艺
6	陈亚琼	女儿高晓珊	经理高克宁
7	孙晋芳	女儿	
8	朱 玲	女儿	
9	周晓兰	女儿侯越姐妹	男排侯晓非
10	张蓉芳	男孩胡十	男排胡进
11	杨 希	男孩	男排韩小力

后代性别男女比例为 22:100（人类总体胎儿性别男女比例 106:100）

（2）男排宿将生育状况

	男排队员	后代性别	配偶
1	汪嘉伟	男孩	
2	沈麟富	男孩	
3	徐 真	男孩	
4	曹 平	男孩	
5	邸安和	男孩	
6	郭 明	男孩	
7	张友生	男孩	
8	韩小力	男孩	女排杨希
9	胡 进	男孩	女排张容芳
10	侯晓非	女儿（两个）	女排周晓兰

后代性别男女比例为 900:100（人类总体胎儿性别男女比例为 106:100）

结果显示：在中国排坛老一代队员中，女排队员确实多数生女孩，男排队员确实多数妻子生男孩，差异悬殊；男女双方均为排球队员的夫妻，则有的生男孩有的生女孩。

梁学强研究认为，人类细胞含有 23 对常染色体和一对性染色体，男性为 46XY，女性为 46XX。而生殖细胞中，除了都具有 23 条常染色体外，精子分为另含 X 染色体和含 Y 染色体两种，而卵子则清一色都含 X 染色体。资料显示，含 Y 染色体的精子生命力比含 X 染色体的精子生命力脆弱。当男性体质和营养状况比较好时，他所产生含 Y 染色体的精子生命力也较强，与卵子受孕的机会就增多，故生男孩的机会也就增多；当女方体质和营养状况比较好时，相对丈夫的体力就显弱，其含 Y 染色体精子的活力相对也较弱，这样，含 Y 染色体的精子与卵子受孕的机率就增多，即生女孩的机会也增多。由于在体质和营养状况方面，运动员比各行各业的配偶更显得占优势，所以男排队员的妻子多数生男孩，女排队员则多生女孩。

男女双方均为排球队员的夫妻，既有生男孩的，也有生女孩的。这是因为运动员之间，体力也有强弱之分，如果受孕期间，男方体质比女方好，则极可能生男孩，如果受孕期间女方体质比男方好，则极可能生女孩。

人们不难注意到这样一种历史社会现象：历代皇帝贵人难得儿子，知识分子家多生女儿，而穷人家多生儿子。这也许是因为皇帝贵人多妻妾多纵欲，体必弱；知识分子缺乏运动，体质多不如配偶；穷人的孩子早当家多劳动，体力一般比较强的缘故。

梁学强研究结论：受孕期间男女双方的体质强弱，可以影响出生胎儿男女性别之比例。中国排坛宿将生育之谜，由此可得到初步解释。

七、怀孕年龄、月份与生男生女

1. 年龄与生男生女

据统计分析表明，夫妇年龄每增加 5 岁，生女孩机会大约增加 1%；丈夫年龄过高，生男孩机会减少；25～29 岁之间，生男比生女多；小于 25 和大于 29 岁，生女比生男多。

2. 清宫珍藏生男生女预测表

怀孕月份与生男生女是否存在关系，目前尚无统计分析与科学论断，这里给大家介绍一张清宫珍藏的生男生女预测表，据说这张表是依据阴阳、五行、八卦，配合时间来推算的。这张表已经有 300 年以上的历史了，当时存放在清朝宫廷之内，由大内宦官掌管，专供王亲国戚之用。也有说此表相传是由一名中国科学家发明，埋在一个有 700 年历史的皇陵下。但需要说明的是，本表的这些说法以及科学依据，均无从考证。

这张表以女性为准，以农历虚岁计算（即真实年龄加 1 岁），直列的 18～45 之数字是女性的虚岁。表中横列的 1～12 之数字，代表女性受孕月份（以农历计算），表中"男、女"代表婴儿的性别。

应用举例：如你今年 27 岁，在正月或三月开始受孕，那么怀胎十个月后，你必将生下女孩；若想得个男孩，最好是在二月或四月受孕。

清宫珍藏生男生女预测表

女方年龄（以农历计算）	受孕月份											
	1	2	3	4	5	6	7	8	9	10	11	12
18	女	男	女	男	男	男	男	男	男	男	男	男
19	男	女	男	女	女	男	男	男	男	女	女	女
20	女	男	女	男	女	男	男	男	男	女	男	男
21	男	女	男	女	女	女	女	女	女	女	女	女
22	女	男	男	女	男	女	女	男	男	男	男	男
23	男	男	女	男	男	女	女	男	男	男	女	男
24	男	女	男	男	女	男	男	女	女	女	女	
25	女	男	男	女	男	女	男	男	男	男	男	男
26	男	女	女	男	男	男	男	女	女	女	女	女
27	女	男	女	男	女	男	男	男	男	男	男	男
28	男	女	男	女	男	女	男	男	男	男	男	男
29	女	男	女	女	男	男	男	男	男	女	女	女
30	男	女	女	女	女	女	女	女	男	男	男	男
31	男	女	男	女	女	女	女	女	女	女	男	男
32	男	女	女	女	女	女	女	女	女	女	女	男
33	女	男	女	男	女	女	男	女	女	女	女	女
34	男	女	男	女	女	女	女	女	女	男	男	男
35	男	男	男	女	女	女	女	男	女	女	女	女
36	女	男	女	男	女	女	男	女	男	男	男	男
37	男	女	男	女	男	女	女	女	男	女	男	男
38	女	男	女	男	男	女	男	女	男	女	男	女

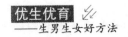

续表

女方年龄（以农历计算）	受孕月份											
	1	2	3	4	5	6	7	8	9	10	11	12
39	男	女	男	男	男	女	女	男	女	男	女	女
40	女	男	女	男	女	男	男	女	男	女	男	女
41	男	女	男	女	男	女	男	男	女	男	女	男
42	女	男	女	男	女	男	女	男	男	女	男	女
43	男	女	男	女	男	女	男	女	男	女	男	男
44	男	男	女	男	女	男	女	男	女	男	女	男
45	女	男	男	女	女	男	男	女	男	女	男	男

（本表选自王艳琴主编《优生优育：生男生女300问》）

3. 高龄生育多生女孩

男性的精子数会随着年龄的增加而减少，因而生女孩的机率特别高，这是已被证明的事实。同样地，女性的年龄越大，由于老化作用的影响，会使子宫内的碱性分泌物逐年降低，生女孩的机会也大幅提高。因此，年纪较大的夫妇，生女儿的机率比年轻夫妻高，这是不争的事实。

八、地域、环境、温度与生男生女

1. 温暖环境容易孕育男孩，低温环境容易孕育女孩

不管天气冷热，为了孕育一个"他"或"她"，夫妇双方均要赤裸上阵、搏命"演出"，但"演出"的结果与环境温度有关。

受精卵结合前一个月期间的环境温度，也就是夫妇"成功"做爱之前的一个月所处的环境温度，是影响宝宝性别的重要因素。一般情况下，温暖环境容易孕育男孩，低温环境容易孕育女孩。

究其原因：温暖环境有利于Y精子的活动，从而降低生女孩的概

率；低温则会影响 Y 精子的活动，从而降低生男孩的概率。但温度过高，则不利于精子的生成，造成精子数目减少，Y 精子先死掉，反而容易生女孩，严重的还可能造成暂时不孕。

古希腊人认为，孩子的性别直接同气候有关，热天容易怀男孩儿，冷天容易怀女孩，即男婴与女婴的出生率可能会随着季节的不同而改变。

过去的研究早就发现，小老鼠和小蝙蝠的性别、出生时间与环境、温度有着相当密切的关联性。尽管生物学家一直对生男生女的比例与季节变化有关持怀疑态度，但为了找出胎儿的性别与环境温度的关系，德国研究人员针对 1946 年至 1995 年间的出生记录进行追踪，并且对照当地的温度变化进行分析。结果发现，当地的四月到六月是男孩儿出生最多的月份，十月则是男孩儿出生最少的月份。进一步研究分析提示，受精卵结合前一个月的环境温度，也就是在性行为发生前的一个月所处环境的温度，是影响胎儿性别的重要因素。高温环境容易创造男胎儿，低温环境容易创造女胎儿。其研究人员认为，环境温度可能影响睾丸内精子的性质，持续炎热的天气对 X 精子的损害可能多于 Y 精子，因此导致男孩儿的出生概率较高。

2. 环境因素与生男生女

人类性别是在受精的一刹那由精子决定的，卵子与 Y 型精子结合成男胎儿，卵子与 X 精子结合成女胎儿。而 X 精子和 Y 精子与卵子的结合是随机的，那么生男生女的可能性各占50%。但是，由于 Y 精子与卵子结合的概率，比 X 精子与卵子结合的概率要高一些，因此从整个人类来看，生下 100 个女孩儿的同时，就有 106 个男孩儿降生，这是大自然的安排。但最近几年，世界上一些个别地区出现一种奇特的现象，孕妇生男孩儿的机会明显大于生女孩儿的机会，而这些地区的人们并没有重男轻女的思想。这究竟是什么因素造成男女比例失衡呢？难道是环境污染所造成的吗？

为此，瑞典的科研小组曾对持久性环境污染物，如滴滴涕、多氯联二苯等有机氯化学药品是否影响胎儿的性别展开了研究，这些污染物在被禁之前，曾在工业与商业用途上广泛使用，随处可见。研究结果证实，经常接触上述污染物的瑞典渔民，其精子中男性 Y 染色体的比例更高。瑞典的科研人员讲："渔民接触的化学物质越多，我们发现的 Y 染色体也就越多。"当时研究人员虽然发现了环境污染导致 Y 染色体数量增加这一事实，但并没有确定 Y 染色体数量的增加，就一定意味着出生的男孩儿将多于女孩儿。

环境污染只是导致男女性别失衡的原因之一，环境污染可能导致出生性别比例失衡，通常是污染导致男婴出生增多，但巴西研究人员最近在大气污染影响出生性别比例方面的研究中，却得出了另一种结果。他们根据空气质量监测站的监测结果，把有着 1700 万人口的圣保罗市分成空气低度、中度与高度污染的几个区域，然后调查了从 2001 年到 2003 年全市的婴儿出生记录。结果显示，空气污染最少的地区女孩儿的出生比率为 48.3%，空气污染最为严重区域女孩儿的出生比率为 49.3%。

沈尔安报道：最近的研究发现，生男生女并非完全靠受精的随机决定，环境气候等多种复杂因素，对人类的胎儿性别产生着影响。

科学家的观察表明：已经孵化的蝌蚪随着水温的不同，长成青蛙的雌、雄性可发生变化。对海龟进行的研究，也说明了气温对性别可产生重要影响。

据美国 1915－1948 年的统计，不同月份出生的婴儿性别比例也表现出差异，生女婴多的月份为 2 月和 10 月，生男婴多的月份为 5 月、7 月和 1 月，因此男婴出生率每年有两个高峰与两个低谷，几乎每年均如此。为了进一步观测这种气温影响性别的现象，科学家对南半球的一些国家也进行了调查，发现澳大利亚出生的婴儿性别同样与出生月份有关，只是相差半年时间，这正对应南半球季节与北半球相反。

英国生物学家赖斯特经研究分析后提出：特殊的气象条件可对胎儿性别产生影响。如 1952 年 12 月，伦敦出现异常特大烟雾 320 天后，当地不少医院妇产科报告，所出生婴儿女孩比男孩多了很多。而 1977 年 8 月在英国许多地方出生的婴儿，男孩比女孩竟多了很多。究其原因，与 1975 - 1976 年英国发生的干旱天气有关。1976 年 9 月中旬普降一场大雨，很可能使土壤中长时间积累起来的微量或恒量元素，以相当高的浓度渗入到地下水与其他水源里，然后通过饮食被人体摄取，造成精子或卵细胞内性染色体的配对有利于产生男性，于是经过 320 天后，便出现男孩出生率异常增高的现象。

我国山西、福建省和英国威尔士北部，均曾发现居民因饮用含镉较多的水而大量生出女孩的"女儿村"。如福建省清流县高板村，从 1965 年起的 20 多年中，全村只生女婴。1989 年高板村人放弃了饮用多年的井水，安装上了先进的自来水管，将山泉科学地引到各家各户，很快奇迹出现了，村中降生了 3 个男孩。有关科研部门对村民原饮用的井水进行了化验，结果发现井水中镉元素含量明显偏高。科学家曾试验在猪与老鼠的饲料中加入一定量的镉，结果其子代雌性出生率明显上升，证实镉有生殖毒性。当体内的镉达到一定的浓度时，男性的精子成熟与活力受到损害，在与卵子的结合过程中，带 Y 染色体的精子败下阵来，带 X 染色体的精子捷足先登，因此生成女胎。

"环境雌激素"，对生殖健康的危害更成为目前世界关注的焦点。环境雌激素是指各种化学制剂、化学肥料、高效杀虫剂等一类外源性化合物，如滴滴涕（DDT）、多氯联苯（PCB）、二恶英（Dioxin）等，它污染环境进入机体后，通过与内源性雌激素相同的作用机制，干扰内分泌系统而产生一系列的破坏作用。许多野生动物性发育已受到环境雌激素的影响：爬行动物中的鳄阴茎开始变小，鸟类中鲜鸥结成同性对，并遗弃鸟卵。研究人员给雄鸥注射与环境中等量的 DDT 后，雄鸥的胚胎就开始雌性化，畸形卵巢组织与输卵管也开始发育。

在人类，环境雌激素对男性生殖健康的影响更为严重，尤其表现为精子数量和质量下降、不育率增高、性腺发育不良与先天性畸形增多等。环境雌激素的最可怕之处，是对人类胎儿的影响尤为严重，其中受害最大的为 3 个月至 8 个月的胎儿。近年来，国外已注意观察到性反转的病例显著增加：染色体具有男性核型（46－XY）的胚胎，在发育过程中缺少了起性别作用的睾丸决定因子（SRY），因此缺乏性别信息指导，便向相反的方向转化——原本的男儿出生时却成"女儿身"了。

人类靠美好环境生存，美好环境靠人类保护。

3. 男性穿紧身衣易生女孩

男性如平时经常穿紧身衣裤，会使阴囊温度上升，造成精子数目减少，生男孩的 Y 精子会先死掉，使得生女孩的概率大增，也可能会引起暂时不育。如想要生男孩，防止阴囊温度过高是其重要一环。

4. 地域与生男生女

马耳他的研究人员最近进行了一项研究，研究人员按纬度高低把欧洲分成三部分，纬度在 35 度到 40 度的为南部国家，纬度在 40 度到 55 度的为中部国家，纬度在 55 度以上的为北部国家。研究人员对世界卫生组织 1950 年到 1999 年间的出生统计数据进行了分析比较，结果发现，在欧洲，希腊、意大利、西班牙等南部国家男孩儿的出生比例，远远高于法国、瑞士、丹麦、瑞典等中部与北部国家男孩儿的出生比例。同时，研究人员还对北美洲进行了相应的研究，与欧洲情况完全相反，在北美洲地处北部的加拿大的男孩儿出生比例，要比位于南部的美国和墨西哥的男孩儿出生比例高。

因此，马耳他专家认为，人类生男生女的比例因其所生活地理位置的不同而有所差异，尽管还无法解释造成这种差异的真正原因，但目前可以基本肯定的是，气温差异与此无明显关系。

九、夫妇职业与生男生女

据统计报告显示，男士的职业若是长时间开车的司机（如出租车司机、货车司机）、空服员或飞行员、麻醉科医师、在深海工作的潜水员，生女孩的机率均特别高。这是因为睾丸受到高温、气压或水压的变化影响，或是吸入过多有毒的麻醉气体，导致生命力相对较脆弱的Y精子先行死掉，结果造成生女孩的机会特别多。

十、太阳磁暴与生男生女

太阳的活跃程度会对生物圈产生影响，这早已被科学所发现，但是它究竟是通过什么办法来调节生物过程，到目前为止也没人能说清楚。在俄罗斯，有科学家一直对太阳的无常变化到底会给人类造成什么影响进行研究。俄罗斯联邦卫生部圣彼得堡X光放射学中央研究所的科研人员，从医学、生物学与地球物理学的角度对这个问题进行研究。研究结果表明，磁场正是通过少量放射性辐射对人与动物的机体施加有害影响，而中风与血压均同地球磁场的强度增大有关。除此之外，通过对老鼠的试验可以明显看出，地磁摄动所产生的放射化学物质会破坏动物的免疫力，并常常夺去其性命。那么地磁摄动对人的生殖细胞又会产生什么影响呢？对此问题，科学家对圣彼得堡市与圣彼得堡州的600名居民进行了调查，结果发现，受孕时地磁摄动情况与未来孩子性别的形成有着某种联系。调查结果表明，在地磁场强度下降的情况下，男孩的出生率要高于女孩出生率。即在地磁活动减弱的日子里受孕，九个月后多生男孩，反之则女孩的出生率比较高。但是，究竟地磁场是怎样影响生殖细胞的，目前科学家们还没有统一的定论。众所周知，地球的地磁场是个极其复杂的结构，它充当着地球保护罩的角色，这个磁场屏蔽着整个地球表面，阻隔了以充电微粒形式大量存在于环太阳空间的有害辐射。由于地磁场与太阳等离子流的相互作用，地球周围形成了一个被称之为磁场的空间，而在紧挨它的地方出现气体离子化过程，形成电离层，这两个外壳便是发生近地电磁过程的介质，人类就是生活在这个无边"大海"的底部。因此，他们的进化发展和地磁摄动不无关系。太阳磁暴，是太阳因能量增加向空间释放出的大量带电粒子流形成的高速粒子流。由于太阳风暴中的气团主要是带电等离子体，并以每秒钟 400～800 千米的速度闯入太空，因此它会对地球的空间环境产生巨大的冲击，影响地球的地磁场。太阳磁暴发生时，包括电力系统、卫星与无线电通讯系统在内的诸多设施将受到严重影响，甚至破坏臭氧层。因此，太阳的活动对地球至关重要。

实际上，一个人性别的形成决不只是 X 和 Y 染色体的偶然组合，而是机体为了作为生物体而独自生存与顺利发展的复杂过程，而地磁摄动的作用能对机体造成一种负面影响，机体会启动自己的防护机制。对于受孕来说，受孕过程一般偏向于女性胚胎，之所以会出现这种平衡差异，是因男性与女性在人类进化过程中被赋予的使命有所不同：女性求稳，男性求变。这就意味着，每当外部条件不是很理想，地磁场摄动水平上扬，生殖细胞便提供了生女的先决条件；反之，如果摄动水平下降，也就是说在较理想的情况下，生男的概率就增加。

目前，这些先决条件出现的机理尚不清楚，此项结果也还仅仅属于理论上的推算，仍需进一步科学研究。

那么，是不是每个家庭在得到科学家关于地球磁场的情况预报之后，都可以自行安排生男生女呢？科学家对此并不赞成，认为这还仅仅属于理论上的推算，而要得出确切的结论，还得进行大量的试验工作。

十一、精神压力与生男生女

丹麦科学家研究表明，妇女承受强大的精神压力后，怀孕多为女孩。

设在丹麦的约翰．F．肯尼迪大学的汉森博士和她的同事花费了大量的时间，对 3072 名精神上遭受各种压力的妇女与 20337 名精神上很少遭受压力的妇女进行研究比较后发现，遭受各种精神压力的妇女生男孩的比例为 49%，而受精神压力较小的妇女生男孩的比例为51.2%。遭受的压力距开始怀孕的时间越近，其怀上男孩的比例越低。

尽管科学家仍没有弄清楚压力是怎样影响出生婴儿的性别比例的，但是早期的研究表明，在自然灾害如地震发生后，男孩的出生率会降低。

研究人员分析说，不幸事件发生后，性行为的改变或荷尔蒙水平的改变及精液素质降低，也许都有可能是妇女产下女婴概率较高的原因。

一般认为男性长期受到压力会使精子数目减少，女性太紧张会产生强烈的酸性环境，不利 Y 精子存活。因此，工作压力过大、生子压力大的人，特别容易生出女孩。若想生男孩，夫妇则要放松心情，压力不要太大。

十二、吸烟与生男生女

丹麦与日本等国的科学家进行的一项调查发现，在准备生孩子期间吸烟，可能降低生男孩的概率。丹麦哥本哈根大学医院的比斯科夫，与日本兵库县福田医院的福田操等人进行了这项研究，他们对 5372 名年龄在 20 至 49 岁之间的日本女性进行调查，询问她们自己及伴侣在准备生育期间的吸烟习惯，并与她们所生育的 11851 名婴儿的性别进行比较。结果表明，如果男女双方都不吸烟，则生男与生女的比例为1.214:1，即男孩占 55%。若双方均每天吸烟 20 支以上，新生儿男女比例就降为 0.823:1，即男孩占 45%。即使只有一方吸烟而且烟瘾不重，生男孩的几率也会下降。

这是科学家第一次发现吸烟与新生儿的男女比例有关。他们推测，原因可能是携带 Y 染色体的精子或男性胚胎更容易受到吸烟的伤害，但是，男性胚胎或带有 Y 染色体的精子为何会对吸烟比较敏感，仍是一个谜。

十三、人工授精、试管婴儿与生男生女

1. 人工授精是怎么回事

由性交而射精，男性的精液由阴道进入子宫内称为自然受精。将采取的精液做筛检处理后，注入子宫内则称为人工授精。

人工授精有两种方式，一种是配偶间的人工授精，另一种是非配偶间的人工授精。前者主要用于女性下生殖道对精子有凝集抑制者，后者主要用于其丈夫不能产生精子、精子过少或畸形率过高者。

非配偶间人工授精是使用丈夫以外其他人的精子，孩子的真正父亲不是丈夫。人工授精时，有将精子放入子宫的方法与将精子放入输卵管的方法。将精子注入输卵管的方法还在进一步的研究中，从研究情况来看，其对提高妊娠的概率并不明显，因此，目前仍以放入子宫的方法为主。

2. 人工授精能控制生男生女吗

希望实施生男生女法的人当中，很多人认为以人工授精的方式生男孩的概率比较高。为什么会有这种传说呢？因为以前在美国利用人工授精的方式生下的孩子，据统计发现大多是男孩。进行人工授精时，为了达到授精成功，大多选择排卵日进行人工授精，但是现在的研究结论却认为，人工授精不见得就能提高生男孩的概率。

3. 帕克尔法是怎么回事

帕克尔法是分离丈夫精液中的 X 精子与 Y 精子，再植入子宫内的人工受精方法。显然，这种方法在夫妻性交过程中无法进行，必须完全依赖医疗技术进行。

利用帕克尔法分离 X 精子与 Y 精子时，X 精子会沉积在试管底

部。虽然沉积在底部的精液中有10%的Y精子，但是90%是X精子，因此，可以分离出X精子。

生男孩的Y精子在试管上部，其中含20%的X精子。

帕克尔法原本是针对因男性少精症而导致不孕的治疗方法，但是使用这种方法可以选择生女孩的6个例子，在1986年5月公布出来了。利用医疗技术生男生女，这在当时引起了很大的争论，反对的声浪认为"违反自然的道理"、"是脱离医疗范围的行为"。当时日本妇产科学会则声明，利用帕克尔法的生男生女法，是以"避免严重伴性遗传症"为目的而进行的方法，现在仍然持续着这种观点。

4. 帕克尔法的原理与如何进行精子分离

对于生男生女法，有很多的学者加以研究，目前成功率最高的就是"帕克尔法"。

帕克尔法是利用帕克尔液来分离精子的，因而得名。严格地说，应该是"帕克尔比重坡度法"。长年从事不孕症治疗研究的庆应大学名誉教授饭冢理八先生，在研究过程中偶然发现此法，能够克服精子减少症这种男性不孕问题。

在研究精液时，发现制造女孩的X精子比制造男孩的Y精子重7%，通过利用这一细小的比重差别，来分离X精子与Y精子，即帕克尔法的原理。

具体方法是，制造出比重1.06～1.13为止的九种比重的帕克尔液（硅酸微粒子液），依序将比重较大的液体到较小的液体自底部开始堆积，精子从上方倒入，放在离心分离器中，X精子与Y精子会各自聚集在比重相同的一层。亦即Y精子80%会聚集在比重1.06以下的部分（试管上方澄清部及中间层），而X精子则会聚集在试管的最下层。

分离出来的X精子用滴管采出，以人工授精（配偶间人工授精＝AIH）的方式注入子宫内，这就是利用帕克尔法的生男生女法。因为事先只挑选X精子注入，因此怀孕产下的孩子，理论上，当然生下女孩的概率很高。这个方法的成功率与安全性均得到极高评价，但科学并不是万能的，目前利用帕克尔法人工授精的生男生女法，其成功率也只达到90%而已。

5. 试管婴儿是怎么回事

试管婴儿是一项辅助性的生育技术，它是通过体外授精，然后再将受精卵移植到体内孕育后出生的婴儿。

试管婴儿技术创立于1976年，世界上第一例试管婴儿是在1978年出生的。试管婴儿技术目前已经发展到第四代。

第一代试管婴儿技术：体外授精与胚胎移植术，主要针对因女性输卵管障碍造成的不孕症。

第二代试管婴儿技术：卵浆内单精子注射，不仅适用于女性输卵管不孕症，还能帮助解决因男性精子质量低下导致的不育。

第三代试管婴儿技术：胚胎着床前遗传病诊断与染色体检查，可以有效地防止患有遗传性疾病的胎儿出生。

第四代试管婴儿技术：采用卵浆置换与核移植的方法解决女性的不孕，可以帮助大龄与因其他原因导致不孕的女性生育健康的宝宝。

6. 试管婴儿可以生男生女随心所愿吗

日本东京庆应大学医学院的坂螺博士与东京大学生物学家茂利博士，应用人类精子分离技术，并与卵细胞结合，可使人随心所欲地生男或育女。目前，至少有6位妇女按照自己的愿望，通过正常分娩产下健康女婴。

精子分离技术并不复杂，即将精液放进一种特制的液体培养基中，应用离心分离法，把带有Y性染色体的精子同带X性染色体的精子分开，然后再进行人工授精。由精子类型决定婴儿性别，带Y性染色体的精子同卵细胞结合即产男婴，带X性染色体的精子与卵细胞结合即产女婴。医学专家担心采用这种技术，会造成人为的性别不平衡，会引起社会伦理方面的争论。当然，为了防止某些伴性遗传病的出现，需要人工控制胎儿性别，应用精子分离技术与试管婴儿技术结合，按人们的愿望生男或育女，从而达到控制遗传病的发生，优生优育提高人类的素质，是完全可以采用这种优生学技术的。

应该提醒大家的是，我国有关法规明文规定，严禁用 B 超、性染色体等检查手段擅自进行胎儿的性别鉴定。对于精子分离技术，除了适用于伴性遗传病需要控制胎儿性别之外，一律禁止使用于临床。

十四、独居与生男生女

据说，美国医学研究人员通过对 8600 多位孕妇的研究发现，如果在孩子出生前父母一直生活在一起，那么生男孩儿的概率比独居母亲高 14%。

早在 1874 年，达尔文就已经发现非婚生婴儿中男性比例较低。近代肯尼亚的研究也表明，在一夫多妻制婚姻中，妻子生男孩儿的比例较低。

不但如此，近三十年来，美国、加拿大与英国等发达国家均出现了难以解释的男婴比例骤降现象，但值得注意的是，同一时期也是单身母亲出现的高峰期。

胎儿的性别与父母的意愿无关，也不受父母的受教育程度、收入及种族等因素的影响，所以科学界对这些现象一直迷惑不解。如今，美国的这项研究初步证明了一个长期存在的观点：生活方式会影响后代的性别。

同时，这一研究也证实了"性别配给理论"，该理论认为，通常情况下自然界所有生物体的后代都是雌雄各半。但是，如果某一性别特别适合某种生态环境，那么生物就更容易生育这个性别的后代，这个假设已经在某些鸟类身上得到了证明，比如大苇莺、东方大苇莺与黄头鹩等。目前这项研究表明：由于父亲的存在格外有利于男婴的生长，因此有伴侣陪在身边的孕妇更容易生男孩儿，而单身母亲则更容易生女孩儿。

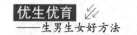

十五、夫妇的性格与生男生女

（1）控制欲强的女性易生男孩儿

科学家已经发现，雌性哺乳动物卵子里的睾丸酮含量水平有差异，睾丸酮水平较高的卵子更可能孕育出雄性胚胎，而妇女体内的睾丸酮含量与支配性格的强弱有极大关系。

新西兰研究人员进行了一项调查，他们发现那些经常善于发号施令，在任何地方均希望掌握权力的女性，更容易生下男婴，而性格文静内向的女性生女孩多。

为何控制欲较强的女性更有可能生男孩儿呢？研究人员认为，这也许是她们体内的睾丸酮含量偏高，造成卵子与 Y 染色体精子结合的可能性增大的缘故。

这种理论在一些女强人身上往往得以应验，比如，英国著名球星贝克汉姆的妻子"辣妹"维多利亚，她一连生了 3 个男孩儿，就是不见一个丫头。

虽然女人体内的睾丸酮水平仅是男人的 1/10，但一些科学家相信，女人睾丸酮水平的差异能够影响其怀上男孩儿还是女孩儿，它就像蜂王一样决定后代的性别。

为了检验这一理论，新西兰的研究人员从宰杀的 80 头小母牛身上提取了卵子，测量包容卵子的体液内的睾丸酮含量，然后将其中 34 个卵子人工受精，随后将胚胎性别与早期测得的数据作比较研究。结果发现，能够孕育出雄性后代的卵子的睾丸酮水平是平均水平的两倍。

（2）乐观的女性易生男孩儿

英国的研究者曾经访问了 609 名新任妈妈，其中有一个问题是问她们有可能活到多大岁数。有些处于困境中的妇女竟相信自己不会活过 40 岁，但一些乐观的被访者则相信自己可活到一百多岁。研究发现，被访者认为自己越长命，她生下男孩儿的机会便会越大。

研究发现，越是乐观无忧的女性，生下男孩儿的机会越高。

（3）强壮的男人易生女孩儿

有研究发现，力量型职业男人，如警察、军人和屠夫等，特别是"赳赳武夫"型男人，比较容易生女孩儿，可能与过度劳累后，其体内产生过多的乳酸之际进行性交有关。

（4）文弱的男人易生男孩儿

在伦敦曾经进行了一项调查，结果发现像工程技术人员、计算统计人员和其他从事"系统化"脑力工作的男性，一个个看起来像个文弱书生，却容易生男孩儿。可能与其工作不累，在精力充沛之际进行性交有关。

十六、运动和过劳与生男生女

运动与过劳可使体内酸性代谢产物增加，使血液 pH 值下降，以致影响精子 Y 的活动能力。所以欲生男者，应注意劳逸结合，勿过劳，以免体内产生过多的酸性代谢产物，对精子 Y 不利。欲生女者，则可适当增加活动量，使体内酸性代谢产物增加，以抑制精子 Y 的活动能力，从而达到生女的目的。

十七、宫颈糜烂与生男生女

治疗子宫颈糜烂，减少子宫颈黏液对精子 Y 的阻力，可以增加生男孩的机会。

十八、生男生女必须夫妻双方共同努力

实行生男生女法，夫妻均要了解具体方法，并全力配合。其成败关键在于夫妻是否能够好好地商量，互相了解，一起努力，且下定决心，付诸实施，直到成功。

若夫妻中一人对生女生男法抱有强烈的希望，但是另一方漠不关

心、不协助，是无法获得成功的。

因此，在决定采用生男生女法以前，夫妻俩一定要充分地沟通，达成一致目标，丈夫和妻子要衷心地了解、领悟生男生女法以后，才能够实施。夫妇双方要同时仔细阅读本书，并按照本书所写的有关方法去做。

长期以来，医学界一直认为生男生女是由男人决定的，女人在这个过程中似乎完全是被动地接受，在胎儿性别的选择上没有任何办法，也不能有所作为。这个观点不全面，现在应该重新认识。

生男生女不是完全由男方决定的。目前，普遍认为生男生女是由父亲决定的，即是由男方所提供的精子中携带的性染色体"X"或"Y"决定的，从生物学与遗传学的角度分析和看待这个问题，的确是不容质疑的。但是，妻子所提供的卵子是怎样去选择带"X"或"Y"的精子受精的？这个过程是完全随机的吗？有的学者认为这个选择的过程并不是完全随机的，而是具有明显的倾向性。单从生物学的角度讲，在等待受精的卵子面前，分别带性染色体"X"或"Y"的精子，被接受的机会似乎确实是完全均等的，但由于女性身体条件个体的差异，造成了每个女性排出卵子时的受孕环境并不是完全相同的，它们或者有利于接受"X"，或者有利于接受"Y"。因此，有的学者认为，生男生女实际上最后还是由母亲决定的。当然，生男生女由母亲决定并不是由她个人意志决定的，而是由她身体当时所处的状况决定的，是不以人的意志为转移的。

有的学者认为，生儿子还是生女儿，母亲是可以通过调节身体状况来选择的。目前，现代医学对胎儿性别早期是无法辨别的，只有在胎儿成形以后，才可以通过影像进行分辨，无法提前识别。实践中，中医通过调理女性身体的阴阳状况，却可能提前调节卵子受精的预期小环境，使之具有一定的性别选择能力，从而达到控制胎儿性别的目的。具体地讲，一般是母亲身体偏阳，男孩的几率大；母亲身体偏阴，女孩的几率大。

十九、生男孩的综合手段

因为任何一种生男孩的手段不可能保证一定成功，只是提高了生男孩儿的概率，且通过单一因素提高概率是有限的，若采取多种手段进行科学的组合控制，就可以大大提高生男孩的概率。其生男孩的综合手段如下：

1. 性交频率：不频繁。
2. 性交高潮：达到性高潮一次，或多次。
3. 性交体位：阴茎深插入。
4. 性交时机：排卵日当天。
5. 冲洗阴道：适当浓度的碳酸氢钠溶液。
6. 酸碱性食物：先生食酸性食物，太太食碱性食物。
7. 人体节律：情绪节律曲线位于体力节律曲线以上。
8. 中药调理：中医的精髓就是整体观念、辨证论治，采用中医中药治疗，必须按中医的思维处方，可酌情辨证采用中医中药调理，如庞保珍研制的纯中药制剂如意衍宗丹。

二十、生女孩的综合手段

因为任何一种生女孩的手段不可能保证一定成功，只是提高了生女孩儿的概率，且通过单一因素提高概率是有限的，若采取多种手段进行科学的组合控制，就可以大大提高生女孩的概率。其生女孩的综合手段如下：

1. 性交频率：频繁。
2. 性交高潮：避免达到性高潮。
3. 性交体位：阴茎浅插入。
4. 性交时机：排卵日前3天。

5. 冲洗阴道：适当浓度的醋酸溶液。

6. 酸碱性食物：先生食碱性食物，太太食酸性食物。

7. 人体节律：情绪节律曲线位于体力节律曲线以下。

8. 中药调理：中医的精髓就是整体观念、辨证论治，采用中医中药中药治疗，必须按中医的思维处方，可酌情辨证采用中医中药调理，如庞保珍研制的纯中药制剂顺意胤嗣丹。

二十一、科学不是万能的，提倡顺其自然

1. 提倡自然孕育，倡导优生为先

生育顺其自然是最轻松愉快的，也是最符合客观规律的。目前，无论是从社会地位还是从个人价值来看，男女都是平等的，只要健康聪明就能给家庭、国家带来益处。因此，提倡生男生女，顺其自然，优生为先。

2. 疏导更加利国利民

国以民为天，民意是很难阻止的。多年来，计划生育工作的实践经验也证实了这一点。在广大农村，为了生个儿子，连生三四个女儿还不罢休的大有人在，这无疑给国家和个人造成了巨大的负担，也极大地影响了人口的质量，降低了整体的优生水平。

既然很难阻止这种现象，并且还会引起各种不利于社会和谐的情况，因此从这种情况来讲，适当普及一些科学知识，疏导人们，不失为一种积极有效的尝试。

3. 尊重科学，拒绝盲从

在互联网日益发展，日益普及的今天，关于生男生女的说法也极多，由于网上发表内容存在着随意性，很多是不科学的。因此，提醒大家谨慎判断，尤其是网上兜售的生男生女方面的产品不可盲目购买，以免遭受损失，招来烦恼。

与生育相关的任何用药，只有在医生的指导下选择才是最明智的。尊重科学，拒绝盲从。

4. 科学不是万能的

虽然夫妇为了生男生女尽了全力，但科学不是万能的，也绝对达不到百分之百的成功。因此，提倡生育顺其自然，优生为先。

5. 生男生女法应以预防伴性遗传病为目的

重男轻女的观念是错误的，生男生女法原则上应以防止伴性遗传疾病为目的。

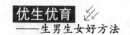

第六部分　孕期保健

1. 如何判断是否怀孕

（1）从临床表现与体征上判定

①月经停止

若月经一直规律，一旦超过 7 天以上不来月经，应首先想到可能是怀孕。哺乳期妇女虽然月经尚未恢复，也可再次怀孕。

②早孕反应

停经后出现的一些不适现象叫早孕反应，多发生在停经 6 周左右。最先出现的反应是畏冷，并逐渐出现早起恶心甚至呕吐、疲乏、嗜睡、食欲不振、挑食、喜酸、怕闻油腻味等现象，严重时还会出现头晕、乏力，甚至见到别人吃饭就剧烈呕吐，滴水不进。

③乳房变化

怀孕后，乳房在雌激素与孕激素的刺激下增大，可出现乳房胀痛、乳头有刺痛感、乳晕颜色变深等，初次妊娠者比较明显。哺乳期妇女自觉乳汁分泌减少。

④尿频

怀孕后由于子宫增大，会压迫膀胱而导致小便次数增多，这种现象多在夜间出现。每次小便量通常不多，一些孕妇甚至需要每小时一次小便。小便频繁的现象最早开始于受孕后一星期，然后持续到分娩之后才恢复正常。

⑤体征

妇科检查时，阴道壁及子宫颈因充血变软，呈蓝色。子宫饱满，前后径增宽可呈球形。子宫颈峡部极软，双合诊时感到宫体和宫颈似不相连。乳房于妊娠8周后胀大，乳头、乳晕着色加深，乳头周围有深褐色小结节。

（2）依据基础体温判断

经过较长时间（至少6~8小时）的睡眠，醒后尚未进行任何活动之前所测得的体温称为基础体温。

基础体温呈双相型的妇女，闭经后高温相仍持续不下降者，表示体内持续有孕激素的作用，故早期妊娠的可能性大；若高温相持续超过3周，则基本可断定为早孕，这主要是妊娠后卵巢黄体不萎缩，一直分泌孕激素所致。

（3）超声波检查

妊娠8周后可有胎心与胎动波形。

（4）妊娠试验

由于妊娠后绒毛的滋养层细胞分泌绒毛膜促性腺激素，经孕妇尿中排出，故可应用生物或免疫反应测定尿中绒毛膜促性腺激素，以诊断是否妊娠。

早孕试纸：在普通药店就能买到早孕试纸，可用来测试尿液，最好是早上的第一次尿液，如出现两条红线，就预示着可能怀孕了。

若怀疑自己怀孕了，应该请医生加以证实，排除一些异常情况，切不可自行诊断。

值得提醒的是，不应将妊娠试验作为唯一的诊断依据，该试验有时可以出现假阳性或假阴性，应结合症状、体征、妇科检查、辅助检查等全面分析判断。

2. 产前应做哪些检查

产前检查不仅包括对孕妇的检查，还包括对胎儿的监测，以及对孕妇的既往与家族史的了解和有关的检查，其基本内容有：

询问姓名、年龄、职业、结婚年龄、胎产次、末次月经及怀孕经过，还应询问孕早期有无病毒感染、其他感染、用药、接触放射线史、

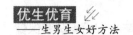

胎动时间以及既往患病史、手术史与家族的遗传病史等。

全身系统检查，应特别注意孕期血压，注意体重增长是否过多以及浮肿情况。

观察腹部形态、大小、有无浮肿，并测量腹围与宫高；触摸胎位，孕 30 周以上异常胎位应积极矫正；多普勒听胎心，胎心率 120～160 次/分为正常；孕 7 个月时做骨盆测量，以估计胎儿分娩方式。

血常规与血型、尿常规、肝肾功能、空腹血糖、艾滋、梅毒等传染病的筛查，各种肝炎病毒的筛查，酌情做某些特殊检查。

一般在孕 22～26 周做常规畸型筛查，至足月普通 B 超检查胎儿是否成熟与胎盘成熟度，孕期如有异常可酌情复查。

对高危妊娠者应做胎儿监护，如妊娠高血压疾病、过期妊娠、糖尿病合并妊娠等，若无合并症，孕 36 周后常规监测。

3. 孕期应怎样科学护理乳房

为了保证产后婴儿能顺利地吸吮乳汁，孕期应特别注意乳房的护理。

（1）戴合适胸罩

妊娠后乳房发育较快，重量不断增加，易变成垂乳，为了不影响乳房发育，防止乳房下垂，不要穿过紧的上衣，应佩戴合适的胸罩，以减少对乳头的刺激，保证乳房健美。最好选择哺乳用胸罩，但不宜过紧。

（2）擦洗乳头

妊娠 4～5 个月或 5～6 个月后，应每日用毛巾蘸中性肥皂水或香皂水与温水擦洗乳头，然后在乳头乳晕上涂一层油脂，提倡用橄榄油，以防乳头皲裂。妊娠晚期开始，每日至少应认真擦洗乳头 2 次，以保持乳头皮肤的清洁，避免细菌侵入及乳头皲裂，或引发乳腺炎。

（3）外拉乳头

为防止乳头内陷，避免产后哺乳困难，对于乳头内陷者更应注意适当科学地向外提拉乳头：①乳头伸展练习。内陷的乳头清洗干净后，将两指平行地放在乳头两侧，慢慢地将乳头向两侧外方拉开，牵拉乳晕皮肤与皮下组织，尽量使乳头向外突出，重复多次。随后再将两指分别放在乳头上、下两侧，使乳头向上、下纵行拉开，重复多次。每日2次，每次5分钟。②乳头牵拉练习。乳头短小或扁平者，可用一手托住乳房，另一只手的拇指与中、食指抓住乳头，将乳头轻轻向外牵拉，或将两拇指放在乳头两侧，左右挤动，再上下挤动，将乳头挤出。每日2次，每次重复10～20下，或酌情适当增多。③佩戴乳头罩。从妊娠7个月开始佩戴，通过乳头罩对乳头周围组织的恒定、柔和压力促使内陷乳头外翻，其中央小孔持续突起，以纠正乳头内陷，有利于产后哺乳。

（4）按乳

在妊娠7个月后，孕妇可自己进行乳房按摩。按摩时，从乳房周围到中心，轻轻地揉搓。具体方法：露出乳头，用手掌侧面围绕乳房均匀按摩，每日1次，每次约5分钟，以增加乳房的血液循环，促进发育。

（5）尽力保持两乳房大小一致

为防止出现大小乳房，睡觉时尽可能做到不要常固定侧向一边；若发现两个乳房大小不一，可适当多按摩小的乳房，促进其增大。

（6）忌过多刺激乳房

在整个孕期对乳房的刺激不宜过多，特别是在妊娠末期，刺激乳房可诱发子宫收缩，有引产与催产作用。因此，凡有流产、早产史，曾发生过胎膜早破、死胎，有过多次人工流产、引产史且合并有宫颈内口功能不全的孕妇，在孕期均不能过多地刺激乳房与乳头。

4.孕妇不宜用的化妆品有哪些

（1）染发剂

染发剂不但会引起皮肤癌，而且还可能引发乳腺癌，导致胎儿

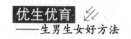

畸形。

（2）祛斑霜

孕期脸上会出现不同程度的色斑加深现象，这是正常的生理现象而非病理现象。孕期祛斑不仅效果不好，还由于很多祛斑霜均含有铅、汞等化学物以及某些激素，若长期应用会影响胎儿发育，有致畸的可能。

（3）冷烫精

孕后不但头发非常脆弱，而且极易脱落，如果再用化学冷烫精烫发，更会加剧头发脱落。且冷烫精中常含一种含硫基的有机酸，属于有毒化学物质，会影响体内胎儿的正常生长发育。少数妇女还会对冷烫精产生过敏反应。

（4）口红

口红是由各种油脂、蜡质、颜料与香料等成分组成，其中油脂通常采用羊毛脂。羊毛脂除了会吸附空气中各种对人体有害的重金属微量元素外，还可吸附大肠杆菌进入胎儿体内。若孕妇涂抹口红之后，空气中的一些有害物质就极易吸附在嘴唇上，随着唾液侵入体内，使孕妇腹中的胎儿受害。

（5）脱毛剂

脱毛剂是化学制品，会影响胎儿健康；而电针脱毛不但效果不理想，且电流刺激还会影响胎儿。

（6）洗涤剂

洗涤剂中一些含有腐蚀性的物质，通过皮肤吸入人体，当达到一定的浓度时，就会造成受精卵的死亡，导致妊娠中止。

5. 孕后不宜从事哪些工作

原则上孕后应避免从事可能对胎儿造成危害的工作。孕妇不宜从事的工作主要有以下几类：

受放射线辐射的工作：如医院的放射科、计算机房、飞机场的安检部门等。因为 X 线对孕早期的影响最大，会引起胎儿发育障碍或畸形。

接触刺激性物质或有毒化学物品的工作：如农药厂、油漆工、石油化工厂、施撒农药等，因为这些对人体有害的刺激性气体被孕妇吸入体内，会造成流产或早产。

接触传染病人的工作：若在孕期的抵抗力较低时，接触到传染病毒时就有可能被感染，从而引起胎儿畸形。

接触动物的工作：动物常携带有病菌，可通过孕妇感染胎儿，造成胎儿发育异常。如猫携带的弓形体病菌可以侵入胎儿的中枢神经，形成脑积水、无脑儿或出现视网膜异常。

高噪声、高温度的工作环境。

高强度的流水线工作：过度的疲劳易造成流产。

需频繁做上下攀高、弯腰下蹲、推拉提拽、扭曲旋转等动作的工作，这些工作不仅会有摔伤的危险，且易导致流产与早产。

伴有强烈的全身与局部振动的工作：如拖拉机驾驶员、摩托车手等。

野外作业等工作。

在孕期中，这些工作有可能对胎儿和孕妈妈本身产生伤害，应酌情做暂时转岗。

6. 怎样预防早产

早产是在妊娠 28 ～ 37 周前这一阶段提前分娩。孕后应谨防早产，主要注意如下几个方面：

（1）注意不要过度劳累，尤其要避免剧烈活动。

（2）节制性生活，尤其是曾有流产或早产史的孕妇，应在孕早期与晚期禁止性生活。

（3）预防便秘与腹泻，以免因此引起子宫收缩，导致流产或早产。

（4）适量控制饮食中的盐分摄入，以免体内水分过多而引起妊娠高血压疾病，从而造成早产。

（5）不做长时间压迫腹部的家务活，避免撞击腹部。

（6）定期做产前检查，一旦发现胎位异常，应及时在医生的指导下积极纠正。

（7）走路与起坐时要小心，避免摔倒。孕后期避免开车，也不宜乘飞机出行或搭乘振动较大的交通工具出行。

（8）一旦出现早产征兆就应尽快去正规医院，不可延误时机。

7. 中国居民膳食指南（2007）

（1）食物多样，谷类为主，粗细搭配。

（2）多吃蔬菜水果和薯类。

（3）每天吃奶类、大豆或其制品。

（4）常吃适量的鱼、禽、蛋和瘦肉。

（5）减少烹调油用量，吃清淡少盐膳食。

（6）食不过量，天天运动，保持健康体重。

（7）三餐分配要合理，零食要适当。

（8）每天足量饮水，合理选择饮料。

（9）如饮酒应限量。

（10）吃新鲜卫生的食物。

8. 中国孕期妇女膳食指南（2010）

（在《中国居民膳食指南》（2007）一般人群膳食指南10条基础上增加）

孕前期妇女膳食指南增加以下4条：

（1）多摄入富含叶酸的食物或补充叶酸。

（2）常吃含铁丰富的食物。

（3）保证摄入加碘食盐，适当增加海产品的摄入。

（4）戒烟、禁酒。

孕早期妇女膳食指南增加以下 5 条：

（1）膳食清淡、适口。

（2）少食多餐。

（3）保证摄入足量的富含碳水化合物的食物。

（4）多摄入富含叶酸的食物并补充叶酸。

（5）戒烟、禁酒。

孕中期、孕晚期妇女膳食指南增加以下 5 条：

（1）适当增加鱼、禽、蛋、瘦肉及海产品的摄入。

（2）适当增加奶类的摄入。

（3）常吃含铁丰富的食物。

（4）适量活动身体，维持体重的适宜增长。

（5）戒烟、禁酒，少吃刺激性食物。

孕前期妇女平衡膳食宝塔

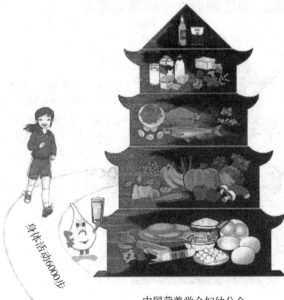

植物油25～30克
盐6克

奶类及奶制品300克
大豆类及坚果30～50克

畜禽肉类50～75克
鱼虾类50～100克
蛋类25～50克

蔬菜类300～500克
水果类200～400克

谷类、薯类及杂豆
250～400克
水1200毫升

身体活动6000步

中国营养学会妇幼分会

孕早期妇女平衡膳食宝塔

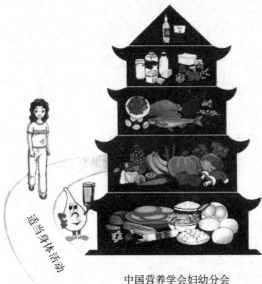

植物油15~20克
盐6克

奶类及奶制品
200~250克
大豆类及坚果50克
鱼、禽、蛋、肉类
（含动物内脏）150~200克
（其中鱼类、禽类、蛋类各
50克）

蔬菜类300~500克
（以绿叶菜为主）
水果类100~200克

谷类、薯类及杂豆
200~300克（杂粮不
少于1/5）
水1200毫升

中国营养学会妇幼分会

孕中期、孕晚期妇女平衡膳食宝塔

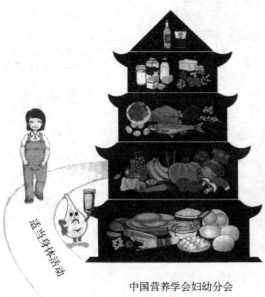

植物油25~30克
盐6克

奶类及奶制品300~500克
大豆类及坚果40~60克

鱼、禽、蛋、肉类
（含动物内脏）200~250克
（其中鱼类、禽类、蛋类各
50克）

蔬菜类400~500克
（绿叶蔬菜占2/3）
水果类200~400克
谷类、薯类及杂豆
200~400克
（杂粮不少于1/5）
水1200毫升

中国营养学会妇幼分会

9. 为何孕前期（孕前 3~6 个月至怀孕）应多摄入富含叶酸的食物或适量补充叶酸

妊娠的最初 4 周是胎儿神经管分化与形成的关键时期，若这个阶段缺乏叶酸可增加胎儿神经管畸形与早产的危险。最好从计划怀孕开始，尽可能早地适当多摄入富含叶酸的动物肝脏、深绿色蔬菜与豆类。建议最迟应从孕前 3 个月开始，每日服用 400μg 叶酸补充剂，并持续至整个孕期，使体内叶酸维持在适宜水平，以确保胚胎早期有一个较好的叶酸营养环境，预防胎儿神经管及其他器官畸形的发生，应当提醒的是不要超量服用。叶酸除了有助于预防胎儿神经管畸形外，也有利于降低妊娠高脂血症发生的危险。

10. 为什么孕前期宜常吃适量含铁丰富的食物

孕前期良好的铁营养是成功妊娠的必要条件，若怀孕前缺铁易造成早产、孕期母体体重增长不足，以及新生儿体重偏低。因此，孕前期妇女应储备足够的铁以备孕期利用。建议孕前期妇女适当多摄入含铁丰富的食物，如动物血、肝脏、瘦肉等动物性食物，以及黑木耳、红枣、黄花菜等植物性食物。缺铁或贫血的育龄妇女可适量摄入铁强化食品，或在医生的指导下补充小剂量的铁剂（10~20mg/d），同时，摄入适量的富含维生素 C 的蔬菜、水果，或在补充铁剂的同时补充维生素 C，维生素 C 可以增加机体对铁的吸收和利用。待缺铁或贫血得到纠正后，再计划怀孕。

11. 孕前期应保证适量摄入加碘食盐，适当增加海产品的摄入

碘参与甲状腺激素的合成，对胎儿的生长发育极为重要。若孕前期与孕早期的碘缺乏，均可增加新生儿将来发生克汀病的危险性。由于孕前与孕期对碘的需求相对较多，因此，应坚持食用适量的加碘食盐，以保证碘的摄入量。建议有条件者至少每周摄入 1~2 次富含碘的海产品，如海带、紫菜、黄花鱼、鲜鲅鱼、干鱼肚、带鱼、海蜇、扇

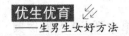

贝、牡蛎、海虾等。

12. 孕前期应戒烟、禁酒

若夫妻一方或双方经常吸烟或饮酒，不但会影响精子或卵子的发育，造成精子或卵子畸形，而且影响受精卵在子宫内顺利着床与胚胎发育，从而造成流产。酒精可以通过胎盘进入胎儿血液，造成胎儿宫内发育不良、中枢神经系统发育异常、智力低下等。因此，建议夫妻双方从计划怀孕前的 3~6 个月开始，即应戒烟、禁酒；同时，计划怀孕的妇女要远离吸烟环境，减少被动吸烟的伤害。另外，应当注意的是，无醇啤酒也含酒精（一般低于 0.5%）。

13. 孕早期（孕 1~12 周）为何宜膳食清淡、适口

清淡、适口的膳食不仅能增进食欲，易于消化，还有利于减轻孕早期的妊娠反应，使孕妇尽可能摄取更多的食物，满足其营养需要。清淡、适口的食物包括各种新鲜蔬菜与水果、大豆制品、鱼、禽、蛋，以及各种谷类制品，可根据孕妇的喜好，适宜地安排膳食。

14. 孕早期应少食多餐

孕早期反应较重的孕妇，不必像常人那样强调饮食的规律性，更不可强制进食。进食的餐次、数量、种类与时间，应依据孕妇的食欲和反应的轻重及时灵活调整，采取少食多餐的办法，尽可能增加孕妇的进食量。

15. 孕早期应保证摄入足量的富含碳水化合物的食物

稻谷类、薯类与水果富含碳水化合物。谷类中碳水化合物的含量约 75%，薯类为 15%~30%，水果约 10%，其中水果中的碳水化合物多为果糖、葡萄糖与蔗糖，可直接被机体吸收，能较快地通过胎盘为胎儿利用。

孕早期应尽量多摄入富含碳水化合物的谷类或水果，保证每天至少摄入 150 克碳水化合物（约合谷类 200 克）。妊娠反应严重而完全不

能进食的孕妇，应及时就医，以避免因脂肪分解产生酮体，对胎儿早期脑的发育造成不良影响。

16. 孕早期宜摄入富含叶酸的食物并适量补充叶酸

若孕早期叶酸缺乏，可增加胎儿神经管畸形与早产的发生。因此，建议妇女应从计划妊娠开始（尽可能早），多摄取富含叶酸的食物，如动物肝脏、深绿色蔬菜与豆类。由于叶酸补充剂中的叶酸，比食物中的叶酸能更好地被机体吸收利用，因此，建议怀孕后每日应继续补充叶酸400微克，直至整个孕期。

17. 孕早期应戒烟、禁酒

若孕期尤其是孕早期吸烟或经常被动吸烟，烟草中的尼古丁与烟雾中的氰化物、一氧化碳可造成胎儿缺氧、营养不良与发育迟缓。孕妇饮酒后，进入体内的酒精可以通过胎盘进入胎儿血液，造成胎儿发生酒精中毒综合征（宫内发育不良、智力低下、中枢神经系统发育异常等）。为了生育健康的婴儿，孕妇应戒烟、禁酒，并远离吸烟环境。

18. 孕中期（孕13~27周）、孕晚期（孕28周至分娩）宜适当增加鱼、禽、蛋、瘦肉及海产品的摄入

鱼、禽、蛋、瘦肉是优质蛋白质的良好来源，其中，鱼类除了可以提供优质蛋白质外，还可以提供 n-3 多不饱和脂肪酸（如二十二碳六烯酸），这对孕20周后胎儿脑与视网膜的功能发育极为重要。蛋类尤其是蛋黄，是卵磷脂、维生素 A 与维生素 B_2 的良好来源。因此，建议从孕中期开始，每日增加总计为50~100g的鱼、禽、蛋、瘦肉。首选的动物性食物为鱼类，每周最好能摄入 2~3 次。鱼类肉质细嫩，易于消化，蛋白质含量丰富，是 n-3 多不饱和脂肪酸的重要来源，对胎儿的大脑发育非常重要，建议适当多吃。另外，每天还应摄入 1 个鸡蛋。除食用加碘盐外，每周至少进食一次海产品，以满足孕期碘的需要。

19. 孕中期、孕晚期宜适当增加奶类的摄入

奶或奶制品富含蛋白质，对孕期补充蛋白质具有极其重要的意义，

同时也是钙的良好来源。由于目前中国的膳食不含或少有奶制品，每日膳食钙的摄入量仅为 400 毫克左右，远低于建议的摄入量。因此，从孕中期开始，每日应食用至少 300 毫升牛奶或相当量的奶制品，同时补充 300 毫克钙，或饮用 500 毫升的低脂牛奶，以满足钙的需要。

20. 孕中期、孕晚期宜吃含铁丰富的食物

从孕中期开始，血容量迅速增加，而血液红细胞增加相对缓慢，因此，孕妇成为缺铁性贫血的高危人群。此外，基于胎儿铁储备的需要，从孕中期开始也需要增加铁的摄入量。建议常摄入适量含铁丰富的食物，如动物血、瘦肉、肝脏等，必要时可在医生的指导下适当补充小剂量的铁剂。同时，注意多摄入适量富含维生素 C 的蔬菜、水果，或在补充铁剂的同时补充维生素 C 制剂，以促进铁的吸收与利用。

21. 孕早期、孕晚期应适量活动身体，维持标准体重

孕期虽对多种微量营养素的需要量增加，但如果盲目地过量补充，极有可能引起体重过多增长，并导致发生妊娠糖尿病与生出巨大儿（出生体重大于 4000g 的新生儿称为巨大儿）的风险增加。因此，孕妇应适时监测自身的体重，并根据体重增长的速率适当调节食物摄入量。每天应酌情进行不少于 30 分钟的低强度身体活动，最好是 1 ~ 2 小时的户外活动，如散步等。最好的运动是步行，适当的活动有利于维持体重的适宜增长与自然分娩，且户外活动还有助于改善维生素 D 的营养状况，以促进胎儿骨骼的发育与母体的骨骼健康。

22. 孕中期、孕晚期应戒烟、禁酒，少吃刺激性食物

烟草、酒精对胚胎发育的各个阶段均有明显的毒性作用，容易引起流产、早产、胎儿畸形等。有吸烟、饮酒习惯的妇女，孕期必须戒烟禁酒，并要远离吸烟环境，最好在未孕之前戒烟。应尽量避免喝浓茶、咖啡，其他刺激性食物也应尽量少吃，以免引起胃肠道不适、便秘等。

23. 孕期用药应注意什么

让医生知情。孕妇看病就诊时，应告诉医生自己已怀孕及妊娠的

时间，而任何一位医生在对育龄妇女进行诊断时，均应询问末次月经与受孕情况，既不能病情不明滥用药物，也不能有病不用药物。有病不用药，疾病同样会影响胎儿。

选优原则。药物有相同或相似的疗效时，就考虑选用对胎儿危害较小的药物。

避免未知风险。能单独用药就避免联合用药，能用结论比较肯定的药物就不用比较新的药。试验性用药，包括妊娠试验用药，就更要谨慎。口服药有效的，尽量少打针。

权衡已知风险。对已肯定的致畸药物应禁止使用，但若孕妇病情危重，则慎重权衡利弊和风险后，方可考虑使用。

时间与剂量控制。用药必须注意孕周，严格掌握剂量和持续时间，尽量缩短用药疗程。

切忌自选自用。

遵循用药说明。服用药物时，应注意包装上的"孕妇慎用、忌用、禁用"等字样。

酌情终止妊娠。若孕妇误服致畸或可能致畸的药物后，应到正规医院找医师根据自己的妊娠时间、用药量及用药时间长短，结合自己的年龄及胎次等问题，综合考虑是否需要终止妊娠。

24. 孕期运动应注意什么

孕期在运动时，脉搏不要超过140次/分，体温不要超过38℃，时间以30～40分钟为宜。运动开始时，应根据自己感觉的舒适程度及时调整，找到适合自己的一系列的运动。

跳跃、扭曲、快速旋转、收腹或扭腰等运动均不能进行，骑车更应当避免，以免引起流产。

孕期运动时，要注意衣服样式应宽松，穿合脚的平底鞋。

注意保暖，避免着凉，运动后宜采用沐浴。

患有心脏病等则不宜运动，有些疾病应在医师的指导下科学运动。

尽可能到花草茂盛、绿树成荫的地方运动，这些地方空气清新，氧气浓度高，尘土与噪音均较少，对母体与胎儿的身心健康大有裨益。

25. 科学胎教的好处

为了养育好下一代，教育应从胎儿期开始。胎教就是从怀孕早期开始，尽量避免各种不良因素对胎儿的影响，有意识地给予科学的手段，使孩子具有更好的先天素质，为孩子的健康成长打下良好基础的过程。

胎教在我国有着十分悠久的历史，古有名言："目不视恶色，耳不听淫声，口不出乱言，不食邪味，尝行忠孝友爱、慈良之事，则生子聪明，才智、贤德过人也。"

近年来，人们对于胎儿在子宫内的生长发育有了更多的了解，发现了胎儿种种令人吃惊的能力，这就构成了胎教的科学基础。

未来的父母不仅要努力开发孩子的智力，还应重视非智力心理品质的培养，因为孕妇的一言一行，一举一动均将对胎儿未来性格的形成产生影响。因此，在保证胎儿充足的营养、良好的环境以及有益的胎教手段的同时，孕妇还应以积极乐观的态度对待生活，奋发进取，使腹中的胎儿充分感应到这种健康有益的心理环境，给其幼小的心灵留下一定的"烙印"，为其日后身心的健康成长创造良好的条件。

事实证明，科学的胎教对培育身心健康的下一代，对提高人口素质，具有十分重要的作用与深远的社会意义，且受过胎教的胎儿自出生起就有与众不同的良好表现。胎教有利于分娩，胎教使婴儿更易抚养，受过科学胎教的孩子爱学习。

26. 胎教是怎么回事

胎教是调节孕期母体的内外环境，促进胚胎发育，改善胎儿素质的科学方法。胎教一方面指孕妇自我调控身心的健康与欢愉，为胎儿提供良好的生存环境；另一方面，指给生长到一定时期的胎儿以合适的刺激，通过这些刺激，促进胎儿的生长。

直接胎教（又称狭义胎教）就是直接产生效果的胎教，即直接针对胎儿的教育，指用音乐、语言等直接科学地刺激胎儿，以促使胎儿在音乐、语言与身心等各方面得到更好的发展。如在胎儿听力发育的关键时期，通过经常给胎儿听优美的音乐，来提高胎儿的音乐反应能力、接受能力与辨别能力。在胎儿有语言感受能力的时候，给他读优美的散文、诗歌等情调性美文，来提高胎儿的语言感受能力。直接胎教的要点是增加对胎儿的智力、情感方面的良性刺激。

直接胎教主要包括科学的音乐胎教、光照胎教、抚摸胎教、语言胎教、夫妻共同做的胎教等方法，目的是给胎儿提供积极健康的刺激，尽可能消除不经意的消极刺激。

间接胎教（又称广义胎教），是从广义上理解的"胎教"一词的意义，指的是关注给胎儿提供更好的内部与外部环境。胎儿成长必须有好的内部与外部环境，既然胎儿是在母亲的腹腔中成长的，那么他与母亲的肌体健康、心理状况、情感因素，以及生活方式、生活环境就会有必然的联系。因此，胎教就有了广义上的内容，也就是环境胎教、情绪胎教、智力胎教、品格胎教，以及源自中国古代的气血胎教，所有这些胎教方法关注点不是教育胎儿本身，而是教育与胎儿有着千丝万缕联系的母亲，包括母亲自身的科学调理与修养，以此来影响胎儿的身体、感情、智力与性格。因此，科学地进行广义上的胎儿教育，对整体提高胎儿素质、培养胎儿良好的先天禀赋、性格非常有利。

27. 胎教的主要内容有哪些

胎教的主要内容包括：听音乐、练"体操"、与胎儿对话。

（1）听音乐

怀孕 5 个月之后，胎儿对声音就相当敏感了；怀孕 6～7 个月，大脑沟回增多，且基本定型，这为音乐胎教奠定了基础。此时，胎儿对音乐十分敏感，且喜欢轻松愉快的乐曲，这些音乐可以使胎儿烦躁的心情稳定，心率正常；相反，摇滚乐与噪声可使胎儿焦虑不安，心跳加快。

可每天播放音乐数次，每次 15～30 分钟，注意声音不要太大。在音乐胎教中长大的胎儿，大多聪明伶俐。

（2）练"体操"

练"体操"能帮助胎儿锻炼身体，其具体做法是由父亲与母亲用手轻轻触摸胎儿，每次可以触摸 20 分钟左右，最好在晚上睡前进行。

（3）与胎儿对话

与胎儿对话是沟通父母和胎儿之间感情的有利桥梁，它可以与触摸胎儿同时进行。父母一边摸胎儿，一边轻声与胎儿"交谈"，这样胎儿可以熟悉自己的父母。

（4）抚摩胎儿

胎儿的触觉发育较早，目前研究发现 2 个月的胎儿即可对细、尖的刺激产生反应活动。适当的皮肤刺激可以促进胎儿的成长，孕妇本人或者丈夫用手在孕妇的腹壁轻轻地抚摩胎儿，以引起胎儿触觉上的刺激，从而达到促进胎儿感觉神经与大脑发育的目的。

28. 准父亲在胎教中的作用

准父亲应充分认识到，胎教不只是准妈妈的事，妊娠期间妻子与胎儿的身心健康，以及胎儿的发育过程，均与丈夫的全力支持、积极参与分不开，协助妻子做好胎教也是丈夫分内的事。

丈夫在制造有益的胎教氛围、创造良好的胎教环境，以及调节孕妇的胎教情绪等方面起着十分重要的作用。同时，丈夫一定要千方百计地做好后勤，以保证母子身心健康。

在妊娠早期，丈夫要多引导妻子接触一些美好的事物，多一些美好的想法，多进行一些有益的活动。特别是妻子因妊娠反应，难免忧郁烦恼，此时丈夫千万不能计较妻子的"无明之火"，应在精神上多安抚与宽慰妻子，逗妻子开心，使胎儿在一片爱心中茁壮成长。

妊娠中期，丈夫除了让妻子多看一些能激发母子情感的正能量书籍或影视片外，还要多与妻子谈谈胎儿的情况，以增进胎儿与父母的情感交流，从而更利于胎儿健康地成长。

妊娠晚期，有些孕妇可能忙着准备宝宝将要使用的物品，放松了胎教训练，这时丈夫要提醒孕妇坚持科学胎教，告诉胎儿外面的大千世界，给胎儿以信心，使胎儿愉快地降生。

节制房事。特别要节制性生活，尤其在妊娠的头三个月、临产前的三个月切不可性交，以免引起流产、早产或感染等。

总之，丈夫应充分意识到自己的责任与积极作用，及时准确地进入角色，用博大深厚的父爱滋润、培育未来的小宝宝。

29. 怎样科学地进行胎教音乐

孕早期宜听轻松愉快、和谐有趣、优美动听的音乐，力求将孕妈妈的忧郁与疲乏消除在音乐之中，可酌情选听《春江花月夜》、《假日的海滩》、《锦上添花》、《矫健的步伐》等曲子。其中特别值得一提的是《春江花月夜》，这支和谐、优美、明朗、愉快的古典著名乐曲，使人仿佛置身于春光明媚、鸟语花香的大自然中，构成了诱人探寻的艺术境界。

孕中期，孕妈妈开始感觉到胎动了，胎儿也开始有了听觉，这时的胎教音乐从内容上可以更丰富一些。通过音乐的欣赏，不仅可陶冶孕妈妈的情操，调节孕妈妈的情绪，同时对胎宝宝也将产生潜移默化的影响。由于这时孕妈妈的身子还不是太笨，尚能从事各种家务，完全可以边干家务边听音乐。孕中期除了可继续听孕早期的乐曲外，还可以再增添些乐曲，如柴科夫斯基的《B 小调第一钢琴协奏曲》、《喜洋洋》、《春天来了》等乐曲。

孕晚期，心理上难免有些紧张，况且这时胎儿发育逐渐成熟，体重已达 3000~4000 克，会使孕妈妈感到笨重，这时应选择既柔和又充满希望的乐曲，如《梦幻曲》、《让世界充满爱》、《我将来到人间》，奥地利作曲家海顿的乐曲《水上音乐》，等等。

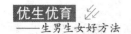

30. 怎样科学地进行抚摸胎教

抚摸胎教宜在怀孕 24 周后进行，一般每天可进行 3 次，每次约 5 分钟，起床后与睡觉前是进行抚摸胎教的好时机，应避免在饱食后进行。进行抚摸前，准妈妈应先排空小便，平卧在床上，下肢膝关节向腹部弯曲，双足平放于床上，全身放松。抚摸可由妈妈进行，也可由爸爸进行，也可轮流进行，先用手在腹部轻轻抚摸片刻，再用手指在胎儿的体部轻压一下，可交替进行。有的胎儿在刚开始进行抚摸或按压时就会做出反应，随着孕周的增加，胎儿的反应会越来越明显。当胎儿对刺激感到不舒服时会不耐烦地踢蹬，习惯指压后，胎儿会主动迎上来。

孕 28 周之后，轻轻的触摸配合轻轻的指压可区别出胎儿圆而硬的头部、平坦的背部、圆而软的臀部，以及不规则且经常移动的四肢。当轻拍胎儿背部时，胎儿有时会翻身，手足转动，此时可以用手轻轻抚摸以安抚之。在用手轻轻触摸胎儿的时候，别忘了同时还应轻轻地、充满柔情地对胎儿说话，让胎儿更强烈地感受到父母的爱意。父母也可以在触摸胎儿的时候谈谈心，交流交流感情。

31. 情绪胎教是怎么回事

情绪胎教是通过对孕妈妈的情绪进行科学调节，使之忘掉烦恼与忧虑，创造清新的氛围与和谐的心境，通过孕妈妈的神经递质作用，促使胎儿的大脑得以良好发育。

孕妈妈的情绪对胎儿的影响极大，若孕早期孕妈妈长时间处于紧张、恐惧不安等状态中，会导致胎儿发生腭裂或流产。若孕中、晚期孕妈妈长时间处于不良的情绪环境中，会导致早产及未成熟儿，巨大的恐惧还可导致死胎，或足月胎儿体重过低。若临产孕妈妈过度不安，会导致肾上腺素分泌增加，可能发生滞产或产后大出血、难产率增高。因此，孕妈妈的情绪、修养、仪表、心态，决定着胎儿的身心健康。

32. 光照胎教是怎么回事

光照胎教法是指通过光源对胎儿进行刺激，以训练胎儿视觉功能的胎教法。

尽管胎儿在妊娠 25 周前和 32 周后，从不愿睁开眼睛，总是把小眼睛紧紧地闭着，好像是因为看不到任何东西。其实，胎儿的视觉在怀孕 13 周就已经形成了，虽然胎儿不愿去看东西，但对光却很敏感。

一般来说，胎儿在妊娠 8 个月时才尝试睁开眼睛，这时他能看到的是母体内一片红色的光芒，橘黄的阴影下母亲体浆在运动。因此，光照胎教最好从孕 24 周开始实施，早期可适度刺激。孕妇每天可定时在胎儿觉醒时用手电筒作为光源（弱光），照在自己腹部胎头的方向，每次 5 分钟左右。为了让胎儿适应光的变化，结束前可连续关闭、开启手电筒数次，以利于胎儿的视觉健康发育。光照胎教时一定要注意光源不能太强，照射时间也不宜过长。

33. 斯瑟蒂克胎教是怎么回事

美国一位身为机械工人的父亲与平凡的母亲，生下的 4 个女儿智商均超过了 160，均被列入了仅占全美 5% 的高智商者的行列。这一惊人的事实一时之间几乎震惊了整个美国，它意味着有某一因素能够超越遗传，对人类的智商起到决定性的作用。

依据这对夫妇的名字，她们实施的胎教办法，被称为"斯瑟蒂克胎教法"。斯瑟蒂克胎教法的中心思想是，只要以父母对孩子的爱为基础制订完全的怀孕计划，并积极地将其付诸实践，无论是谁均可以生下聪明伶俐的小孩。

斯瑟蒂克胎教的具体方法如下：

（1）经常用悦耳、快乐的声音唱歌给胎儿听。

（2）多播放旋律优美节奏明快的音乐或歌曲，将幸福与爱的感觉传递给胎儿。

（3）随时与胎儿交谈。由早上到晚上就寝，一天里在做着什么，想着什么，都跟胎儿说。如早上起床，跟胎儿说早安，告诉他现在是上午，可以将当天的天气告诉胎儿。

（4）讲故事给胎儿听。自己必须先了解故事的内容，然后用丰富的想象力，把故事说给胎儿听。说故事时，声调要富有感情，不要单调乏味。

（5）多外出散步，丰富见识。出外散步，无论是看到什么，如行人、车辆、商品、植物，均可以将它们变成有趣的话题，细致地描绘给胎儿听。如路上遇见邮差，便告诉胎儿邮差穿什么样的制服，邮差帮我们传递信件等。

（6）利用形象语言。在白色的图书纸上，利用各种色彩来描绘文字或数字，加强视觉效果。教导文字时，除反复念之外，还要用手描绘字形，并牢牢记住文字的形状与颜色，而且要有形象化的解说。以A为例，可以对胎儿说，A好像是一顶高尖的帽子，然后选出一个以A为首的单词教给胎儿，如 Apron，并跟胎儿说，这是妈妈在厨房烹饪时要穿的，今天这件的图案很大，此外，妈妈还有好多件，以后妈妈会穿着它做饭给你吃。教导数学时，也要用形象的教导法，如告诉胎儿1加1等于2时，不妨说妈妈有一个苹果，如果爸爸给我一个苹果，那么，我们有两个苹果。

（7）出世后跟进。最好把胎教所用过的东西，放在婴儿的面前，如此一来，婴儿可能会慢慢回忆起以前学过的东西。

第七部分　禁止非医学需要的胎儿性别鉴定和选择性别的人工终止妊娠

一、关于禁止非医学需要的胎儿性别鉴定和选择性别的人工终止妊娠的规定

中华人民共和国国家计划生育委员会

中华人民共和国卫生部

国家药品监督管理局第 8 号令

（2002 年 11 月 29 日）

第一条　为了贯彻计划生育基本国策，使出生人口性别比保持在正常的范围内，根据《中华人民共和国人口与计划生育法》、《中华人民共和国母婴保健法》、《中华人民共和国母婴保健法实施办法》和《计划生育技术服务管理条例》，制定本规定。

第二条　县级以上人民政府计划生育、卫生和药品监督管理等行政部门，按照各自职责，对本行政区域内的胎儿性别鉴定和施行终止妊娠手术工作实施监督管理。

县级以上计划生育行政部门在同级人民政府领导下具体负责组织、协调和管理工作。

第三条　禁止非医学需要的胎儿性别鉴定和选择性别的人工终止妊娠。未经卫生行政部门或计划生育行政部门批准，任何机构和个人不得开展胎儿性别鉴定和人工终止妊娠手术。法律法规另有规定的除外。

第四条　市（地）级人民政府卫生行政部门负责初步审查实施医学需要的胎儿性别鉴定的医疗保健机构，报省、自治区、直辖市人民政府卫生行政部门批准，并通报同级人民政府计划生育行政部门。

第五条　县级人民政府卫生行政部门依法对本行政区域内开展终止妊娠手术的医疗保健机构进行定期检查，并将有关情况通报同级人民政府计划生育行政部门。市（地）级人民政府计划生育行政部门依法对本行政区域内开展终止妊娠手术的计划生育技术服务机构进行定期检查。

第六条　实施医学需要的胎儿性别鉴定，应当由实施机构三人以上的专家组集体审核。经诊断，确需终止妊娠的，由实施机构为其出具医学诊断结果，并通报县级人民政府计划生育行政部门。

第七条　符合省、自治区、直辖市人口与计划生育条例规定生育条件，已领取生育服务证，拟实行中期以上（妊娠14周以上）非医学需要的终止妊娠手术的，需经县级人民政府计划生育行政部门或所在乡（镇）人民政府、街道办事处计划生育工作机构批准，并取得相应的证明。

已领取生育服务证，未经计划生育行政部门批准擅自终止妊娠的，乡（镇）人民政府、街道办事处或县级人民政府计划生育行政部门应当给予批评教育；在未确认事实前，暂不批准再生育的申请。

第八条　承担施行终止妊娠手术的医务人员，应在手术前查验、登记受术者身份证，以及第六条或第七条规定的医学诊断结果或相应的证明。

施行中期以上终止妊娠手术的医疗保健机构，应定期将施行终止妊娠手术情况汇总，报医疗保健机构所在地的县级人民政府卫生行政部门，同时抄送同级计划生育行政部门；计划生育技术服务机构应定期将施行终止妊娠手术情况汇总，报计划生育技术服务机构所在地的同级人民政府计划生育行政部门。

第九条　终止妊娠的药品（不包括避孕药品，下同），仅限于在获准施行终止妊娠手术的医疗保健机构和计划生育技术服务机构使用。

终止妊娠的药品，必须在医生指导和监护下使用。

第十条　禁止药品零售企业销售终止妊娠药品。

药品生产、批发企业不得将终止妊娠药品销售给未获得施行终止妊娠手术资格的机构和个人。

第十一条　医疗保健机构、计划生育技术服务机构应当在有关工作场所设置禁止非医学需要的胎儿性别鉴定和选择性别的人工终止妊娠的醒目标志。

第十二条　县级以上人民政府卫生行政部门应当会同计划生育行政部门制定对妊娠妇女使用超声诊断仪和染色体检测进行胎儿性别鉴定的管理制度，明确规定对妊娠妇女使用超声诊断仪和染色体检测专用设备的技术人员的资格条件及操作要求。

医疗保健和计划生育技术服务机构应制定相关管理制度，切实加强对有关人员的法制教育和职业道德教育。

第十三条　计划生育行政部门和计划生育技术服务机构应当建立孕情检查制度，做好经常性访视、咨询等服务工作。

基层医疗保健机构应当按照有关规定做好经常性孕期保健服务工作，发现孕妇施行终止妊娠手术的，应当定期向所在地县级人民政府计划生育行政部门或乡（镇）人民政府、街道办事处计划生育工作机构报告。

第十四条　新生儿在医疗保健机构死亡的，医疗保健机构应当及时出具死亡证明，并定期向所在地计划生育部门通报；新生婴儿父（母）应当持婴儿死亡证明在48小时内，向当地县级计划生育行政部门或者乡（镇）人民政府、街道办事处计划生育工作机构报告。

新生儿在医疗保健机构以外地点死亡的，其父（母）应当在48小时内向乡（镇）人民政府、街道办事处计划生育工作机构报告；乡

（镇）政府、街道办事处计划生育工作机构应予以核查。

第十五条 县级以上人民政府计划生育行政部门会同卫生行政部门和药品监督管理等行政部门，对禁止非医学需要的胎儿性别鉴定和选择性别的人工终止妊娠工作进行年度汇总分析，并向本级人民政府和上级人民政府计划生育行政部门报告。

第十六条 计划生育、卫生、药品监督管理等行政部门应当定期组织开展禁止非医学需要的胎儿性别鉴定和选择性别的人工终止妊娠的检查、监督工作。

计划生育、卫生、药品监督管理等行政部门发现违反本规定第三条、第八条和第十条行为的，应当及时相互通报信息；各有关部门应当依据法律、法规，按照本部门职责，及时、严格查处，给予有关机构的直接责任人和主要负责人以相应的行政处分，并相互通报查处结果。

第十七条 医疗保健机构和计划生育技术服务机构的工作人员非法为他人进行胎儿性别鉴定或选择性别的终止妊娠手术的，由卫生行政部门或计划生育行政部门，根据《中华人民共和国人口与计划生育法》、《中华人民共和国母婴保健法》、《中华人民共和国母婴保健法实施办法》和《计划生育技术服务管理条例》等有关法律法规的规定，予以处理，构成犯罪的，依法追究其刑事责任。

第十八条 非法销售终止妊娠药品的，由药品监督管理部门依法处理。

第十九条 计划生育、卫生和药品监督管理等行政部门及其工作人员，违反本规定，玩忽职守、滥用职权、徇私舞弊、不履行职责的，对直接负责的主管人员和其他直接责任人员，依法给予行政处分；构成犯罪的，依法追究其刑事责任。

第二十条 本规定自 2003 年 1 月 1 日起施行。

二、倡导遵纪守法，生育顺其自然

生男生女都一样，所生子女只要健康聪明，对家对国都是福。倡导遵纪守法，倡导优生，倡导生男生女顺其自然，生男生女法原则上只用于预防伴性遗传病。

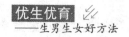

第八部分　产褥期保健

1. 产后怎样卫生护理

（1）早期活动

阴道分娩的产妇可在产后24小时起床适量活动，剖宫产者则术后72小时便可尝试在床旁适量活动。早期适量活动有利于恶露的排出、子宫的缩复，有利于减少大小便困难、增进食欲等，不要过量运动。

（2）正常排便

产后4~6小时可恢复排尿功能，并积极排尿，否则会造成尿潴留、膀胱炎。若孕期形成痔疮，分娩后表现加重，影响大便排出，可用痔疮软膏局部外涂，减轻水肿。

（3）恶露的处理

每天注意观察恶露的量、颜色与气味，如果恶露量增多，色红且持续时间长，说明子宫收缩欠佳，应服一些益母草流浸膏等；如伴有腐臭味，则有感染的可能，应酌情合理应用抗生素等。

（4）外阴的护理

产后会阴部可因分娩时先露的压迫与助产的操作，局部发生轻度的充血、水肿，或有会阴部的裂伤或侧切伤口。而会阴部因其解剖特点，很容易被尿液、大便与恶露污染，若不注意清洁卫生，极易造成产褥感染。

产后可以用1:5000的高锰酸钾液或0.1%的新洁尔液冲洗会阴，每天2~3次；10天内禁止坐浴，勤换会阴垫，保证用品无菌，尽量保持会阴部清洁与干燥。

会阴部有缝线者，应每天检查伤口周围有无红肿、硬结与分泌物，酌情于产后 3~5 天拆线。若伤口有感染，应及早拆除缝线，创面每天应换药，并用红外线局部照射等方法处理，尽量暴露伤口以保持表面干燥促进愈合。

会阴部肿胀者，可用 50% 的硫酸镁溶液温敷或 75% 的酒精湿敷，平卧时应卧向伤口的对侧，以免恶露流向伤口增加感染的机会。一般会阴伤口完全愈合大约需两周，以后可以改为每天擦洗一次会阴。产后月经垫要用消毒后的卫生巾或其他卫生用品，卫生用具与内衣内裤要勤洗勤换，洗后应在阳光下曝晒，以达到消毒的目的。

2. 怎样预防产褥感染

产褥感染是由于致病细菌侵入产道而引发的感染，它是产妇在产褥期易患的一种比较严重的疾病。

分娩后，由于子宫腔内胎盘附着的地方留有创伤面，胎儿通过产道时使产道受到损伤，产后有大量的恶露从产道中流出，产程过长或发生产后出血等，导致全身的抵抗力下降。因此，阴道原有或外来的细菌极易滋生，造成生殖器官发生感染，即产褥感染。

产褥感染的病情轻重，依据致病菌的强弱与机体抵抗力的不同而不同，发病前有倦怠、无力、食欲不振、打寒战等不适表现。

轻微的产褥感染，常在会阴、阴道伤口处出现局部红肿、化脓、压痛等表现，而全身反应较少；若感染发生在子宫，则可形成脓肿、子宫内膜炎、子宫肌炎。

发烧、腹痛、体温升高是产褥感染的重要表现。大部分产妇发病在产后 1~2 天开始到 10 天之内，体温常超过 38℃，持续 24 小时不退，且恶露量多，有臭味，子宫有压痛感。

若继续扩散，可导致盆腔结缔组织炎，炎症蔓延到腹膜，则可造成腹膜炎，这时除打寒战、高烧外，还会出现脉搏增快、腹痛加剧、腹胀、肠麻痹等表现。

若细菌侵入血液，则可发生菌血症、败血症，这时体温的变化很大，而且出现全身中毒表现，病情比较严重，若不及时治疗，则可危及生命。

轻度产褥感染会影响产妇身心健康，延长产后恢复时间，重度产褥感染则会危及生命。因此，必须高度重视产褥感染的预防。

预防措施主要有以下几个方面：

（1）做好孕前准备，孕期科学保健

做好孕前准备，加强孕期卫生，保持全身清洁，尤其妊娠晚期应避免盆浴和性生活。按时做产前检查，孕期合理营养，科学锻炼体质，防止疾病。

（2）临产护理

临产时应适量进食与饮水，注意休息，避免过度疲劳，以免身体抵抗力降低。科学地及时治疗急性外阴炎、阴道炎与宫颈炎，尽力避免胎膜早破、滞产、产道损伤与产后出血。如出现胎膜早破超过 12 个小时或有其他原因造成感染时，应合理应用抗生素进行预防性治疗。接生时注意保护会阴，避免不必要的阴道检查与肛诊。

（3）产后护理

产后要注意卫生，保持外阴清洁，注意环境卫生，尽量早期下床适量活动，以使恶露尽早排除。若已经发生产褥感染，应加强营养，及时补充足够的热量，尽快纠正贫血，取半卧位，这样有利于引流。食用有营养、易消化的食品，并及时彻底地治疗。

3. 剖宫产后怎样自我护理

剖宫产手术伤口大，创面广，可出现许多并发症与后遗症，如发热、子宫出血、尿潴留、肠粘连，最严重的并发症有肺栓塞、羊水栓塞，可造成猝死。远期后遗症有慢性输卵管炎、宫外孕、子宫内膜异位症等。

预防剖宫产手术后并发症，一方面靠医护人员，另一方面应加强自我保健，自我科学保健对于顺利康复是极其重要的。

（1） 采取正确体位

剖宫产后应去枕平卧6小时，然后采取侧卧或半卧位，使身体与床呈20度至30度角。

（2） 坚持合理补液，防止血液浓缩，形成血栓

术后三天内配合输液，可防止感染、发热，促进伤口愈合。

（3） 合理饮食

宜摄取适量营养丰富、易消化的食物，以补足水分，纠正脱水状态。术后6小时可吃炖蛋、蛋花汤、藕粉等流质食物。术后第二天可吃粥、鲫鱼汤等半流质食物，或辨证选择药膳。尤其应注意适量补充富含蛋白质的食物，以利于伤口愈合。

（4） 注意阴道出血情况

剖宫产时子宫出血较多，尤应注意阴道出血量，若发现超过月经量，要及时告知医生，及时采取止血措施。剖宫产者子宫有伤口，易造成致死性大出血，产后晚期出血也较多见，回家后如恶露明显增多如月经样，应及时到正规医院诊治，最好直接去原分娩医院诊治，因其对产妇情况较了解，处理更方便。

剖宫产后100天如无阴道流血，可恢复性生活，但应及时采取避孕措施，因为一旦受孕做人工流产时，特别危险，容易造成子宫穿孔。

（5） 及早下床活动

麻醉消失后，上下肢肌肉可做些收放动作，术后24小时应该练习翻身、坐起，并慢慢下床活动，这是防止肠粘连、血栓形成、猝死的重要手段。

（6） 保护腹部伤口

尽力防止腹部伤口裂开，若咳嗽、恶心、呕吐应压住伤口两侧，防止缝线断裂。

（7） 及时排尿

一般于手术后第二天补液结束即可拔除留置导尿管，拔除后3～4

小时应及时排尿，如还不能排尿，应及时告诉医生，直至采取相应措施能畅通排尿为止。

（8）关注体温

停用抗生素后可能会出现低热，这常是生殖道炎症的早期表现，若体温超过37.4℃，则不宜出院。出院回家一周内，最好每天下午量体温一次，以便及早发现低热，及时处理。

4. 适合产褥期食用的食品

（1）鸡蛋

鸡蛋为优质蛋白质食物，其蛋白质、氨基酸、矿物质含量均比较高，消化吸收率高。每日进食两三个即可，吃得太多不但吸收不了，而且容易引起消化不良，同时代谢废物还要经过肝肾排泄，增加肝肾负担。因此，多吃对身体反而不利。

（2）鱼

鱼类营养丰富，通脉催乳，味道鲜美，首选鲫鱼与鲤鱼，可清蒸、红烧或炖汤。

（3）红糖

红糖含铁量比白糖多一倍，含钙量比白糖多两倍，并含有胡萝卜素、烟酸及微量元素锰和锌等，不仅比白糖的营养成分高得多，而且还含有一定量的麦卤碱，能帮助子宫收缩，促进恶露排出，并有一定的止血功能，可治疗产后出血。

（4）小米

小米中的维生素B、胡萝卜素、铁、锌、核黄素含量比一般的米、面高，可单煮小米粥，或将其与大米合煮。

（5）芝麻

芝麻富含蛋白质、铁、钙、磷等营养成分，非常适合产妇食用。

（6）水果

各类水果均可适量食用，但由于此时产妇的消化系统功能尚未完全恢复，不可吃得太多。尤其冬天水果太凉，可先在暖气上放一会儿，或用热水烫一下再食用。

（7）红枣

红枣富含铁、钙等，可提高血色素，帮助产妇补血。

（8）黄豆芽

黄豆芽中蛋白质、维生素 C、纤维素等成分含量丰富。蛋白质是构成细胞生长的主要原料，能修复产后损伤的组织。维生素 C 能增加血管壁的弹性与韧性，防止产后出血。纤维素有润肠通便的功能，能防止产妇便秘的发生。

（9）海带

海带含有丰富的矿物质，特别是碘与铁含量高。碘是合成甲状腺素的主要原料，铁是制造血细胞的主要原料，产妇适量食用，能增加乳汁中碘与铁的含量，有利于新生儿的生长发育，可以有效地防止呆小症的发生。

（10）莲藕

莲藕营养丰富，清淡爽口，含有丰富的淀粉、维生素与矿物质等。

5. 产后抑郁症的防治

产褥期是女性一生中情感生活中最为脆弱的阶段，若产妇在分娩数天内哭哭啼啼，心情不愉快，多数人认为是正常现象，殊不知，这背后却隐藏着危害女性身心健康的疾病——产后抑郁症。

产后抑郁症多在产后两周发病，产后 4 ~ 6 周表现明显。大多数产后抑郁症患者可在 3 ~ 5 个月恢复，如再次妊娠，则有 20% ~ 30% 的复发率。

产后抑郁症在我国产妇中的发病率是 50% 左右。产妇内分泌环境的急剧变化，导致的内分泌不平衡是其主要原因，而产后休息不好、分娩方式、妊娠期与产褥期的合并症、新生儿疾病，以及家人对孩子的态度、丈夫的协作程度等，也是不可忽视的发病诱因。该病主要表现为：常感到心情压抑、沮丧、情感淡漠、哭啼、焦虑、失眠、食欲差、易激怒等。

应增加有关妊娠的医学科普知识的宣传，使产妇认识到妊娠、分娩、经历产褥期是女性正常的生理过程，应进行相应的产前检查与咨询，减轻其心理负担与躯体症状。对具有抑郁倾向的妇女实施孕期的科学干预，可明显降低产后抑郁症的发病率。

怀孕期间孕妇要注意心理调适，尽力保持心情舒畅。

产后应尽力保证产妇的睡眠时间，尽量少惊动产妇，减少探视人员与减少交谈时间，其中保证产妇充足的睡眠时间是十分重要的。

丈夫有责任给予妻子精神上的关心与生活上的帮助，尽力减少其精神刺激，这样有助于减少产后抑郁症的发生或减轻产后抑郁症的症状。

尽力为产妇创造一个和谐、温暖的家庭环境，并保证足够的营养和睡眠，对产妇分娩所承担的痛苦应给予必要的关怀与补偿。

对抑郁症状严重且持续时间较长的产妇，要在医生的指导下，使用药物治疗。

只要坚持科学治疗，多数预后较好。

6. 产后性生活的注意事项

在正常的分娩情况下，子宫体在产后 42 天左右才能恢复正常大小。妊娠与分娩时造成的子宫内膜表面创伤、剥离，在产后 56 天左右才能完全愈合。阴道黏膜要等卵巢功能恢复正常，即月经来潮后才能完全恢复正常。外阴水肿、充血复常要在产后十余天。最先恢复的是外阴，其次是子宫大小，再次是子宫内膜，最后是阴道黏膜。

若在产后子宫内创面尚未愈合，阴道的酸碱平衡尚未恢复，尤其是恶露还未干净的情况下，过早地进行性生活，会使阴道、子宫受感染。其次，性交可使产妇兴奋，机械性刺激会使尚未完全恢复的盆腔脏器充血，降低对疾病的抵抗力，易患盆腔炎。

因此，宜在产后两个月，待子宫内创面愈合，子宫完全复旧后方可恢复性生活。若出现会阴有伤口、产道有损伤，以及产褥期合并感染等情况，产后性生活应再推迟一些，要等疾病完全康复之后再过性生活。如是剖腹产，最好在分娩后三个月以上过性生活。特别提醒的是，在恶露未干净时，要绝对禁止性生活。

产后卵巢分泌的性激素水平比较低，阴道黏膜的柔润度与弹性均差一些，润滑阴道的腺体的功能尚未恢复正常，此时进行性生活应首先调一会情，或酌情使用润滑剂。

由于产褥期内分泌改变，阴道壁弹性差，过性生活时动作要轻柔，以免阴道黏膜发生撕裂，引起大出血。尤其是产后第一次性生活持续的时间不宜过久，动作不宜过于激烈。

由于产后哺育婴儿的疲劳，初次性生活的紧张或局部的疼痛均会使性生活难以出现以往的和谐，双方一定要互相谅解，"性前戏"对促进性和谐极其重要。有些妇女在哺乳期虽不来月经也会有排卵，不来月经只要出现排卵就有受孕的可能，因此，要注意避孕。

7. 产后性欲低下怎么办

有些妇女在生完孩子以后，性欲就变得淡漠了，究其原因，主要有心理与生理两个方面。心理上的原因是孩子出生之后，妻子必将一部分爱转移给孩子，对丈夫就不像以前那样了；生理上的原因是有了孩子之后，尤其妻子的劳动量极大，多次的哺乳、换尿布等等，时常会感到身心疲劳，妻子的性欲自然就会不同程度地降低。因此，夫妻双方遇上这种情况时要互相体谅、合作，尤其是丈夫要理解妻子，共同承担家务，最好丈夫要多做一些力所能及的家务，让妻子有更多的休息时间。同时，也可酌情吃一些能够增强性欲的药膳或药物。

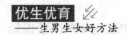

第九部分　哺乳期保健

1. 乳母的心理调摄

分娩后的头几天，一些乳母因分娩时疲劳未完全恢复，出现下奶少或晚，新生儿体重下降等情况，往往会出现烦躁、紧张、焦虑的心情，疑虑自己是否能承担哺育婴儿的任务，等等。出生头几天婴儿体重下降是正常的生理现象，只要不超过一定的限度，几天后即可恢复。足月儿恢复的时间约为 10 天，体重下降不应超过出生时体重的 10%。早产儿体重恢复的时间则为 14～21 天，体重下降不超过出生时体重的 15%。其实，头几天少量初乳完全能满足婴儿的需求。

此时，应抓住乳母的情感变化，多给予她们鼓励与支持，应尽早向乳母讲解早期母乳喂养的一些常遇问题，讲解应该出现的一些情况与道理，及时消除她们的紧张心理，给母乳喂养取得成功奠定一个良好的基础。

乳母心情紧张焦虑会阻碍排乳反射，推迟下奶。母亲保持愉悦的心情，拥抱与抚摸婴儿，通过目光与肌肤接触，增进母婴的情感交融，可以促进下奶与婴儿的情绪安定。

一些新妈妈担心哺乳会引起乳腺组织萎缩，造成乳房下垂，影响体形曲线美，因此，不少新妈妈因而放弃哺乳。实际上，这是一个很大的误区。其实，哺乳是乳房最好的生理运动，坚持正确哺乳能带走产妇多余的热量，使妇女在哺乳期结束后基本保持产前体形，乳房更丰满。

若是生育多胎，年龄大，哺乳时间过长（比如有些妈妈喂到两岁），每次哺乳的时间过长（一个小时），乳房本身较大、较松等等，哺乳就会影响胸部挺拔。

2. 乳母怎样科学地护理乳房

哺乳前柔和地按摩乳房，有利于刺激排乳反射。

切忌用肥皂或酒精之类的物品擦洗乳头，以免造成局部皮肤干燥、皲裂，必要时，只许用清水清洁乳头与乳晕。

哺乳中应注意婴儿是否将大部分乳晕也吸吮住了，若婴儿吸吮姿势不正确或母亲感到乳头疼痛，应让婴儿重新吸吮，予以科学纠正。

哺乳结束时，切忌强行用力拉出乳头，因在口腔负压下拉出乳头，可引起局部疼痛或皮损，而应用食指轻轻地压孩子的下巴，让孩子自然地吐出乳头。

哺乳后，可酌情应用少许自己的乳汁涂抹在乳头上，由于人乳有丰富的蛋白质，可对乳头起到保护作用。

每次哺乳，应两侧乳房交替进行，并挤空剩余乳汁，这样可促使乳汁分泌增多，预防乳管阻塞与两侧乳房大小不等。

学会正确的挤奶方法，以免造成乳房的损伤。

哺乳期间应戴上合适的棉制胸罩，以起支撑乳房与改善乳房血液循环的作用。

哺乳期间，乳母最好每天用温水洗乳房1~2次，每天坚持进行胸前肌肉的适量运动，如俯卧撑、扩胸等，可以加强前胸部肌肉的力量，从而增强对乳房的支撑。

3. 怎样预防乳头皲裂

预防乳头皲裂应从孕期开始，一般妊娠5个月左右，就应天天擦洗乳头，酌情涂上适量的橄榄油，使乳头保持清洁并使乳头皮肤受到锻炼。若乳头凹陷，应及时纠正，正确地拉出。

产后注意乳头清洁，每次哺乳前洗净双手，清洁乳头后再哺乳，可用纱布或毛巾蘸清温水清洁乳头，切忌用酒精或肥皂擦洗，以免刺激乳头皮肤。

每次哺乳时间不宜过长，因为乳头被吸吮过久易造成皲裂与疼痛。哺乳完毕，用手帕或纱布盖于乳头上，然后用乳罩托起乳房以保护之。

若乳头已经皲裂，轻者可在哺乳后用浓鱼肝油滴剂或乳汁外涂，重者哺乳痛甚，可暂停哺乳，或用吸乳器吸出乳汁后再喂婴儿，待局部好转后继续哺乳。乳汁吸出后，可在乳头上涂以适宜油膏，及时治疗，以防止发生乳腺炎。

4. 哺乳期妇女怎样合理用药

母乳是婴儿的最佳食品，不仅营养丰富、易消化，还含有很多抗体。孩子吃母乳既能从中得到各种必需的营养物质，还能增加抗病能力，减少疾病的发生。总之，母乳喂养好。

但是，哺乳的母亲有时也会生病，也得用药。为了防止婴儿发生药物不良反应，哺乳的母亲生病用药时应遵循以下几条原则：

不是非用不可的药物尽量不用，必须使用的药物应严格按规定剂量与疗程使用。

在同类型药物中，尽量选用对母婴危害相对较少的药物，如卡那霉素与庆大霉素能引起婴儿的听神经损害，可酌情改用青霉素类与其他毒性较少的抗生素。

尽量减少联合用药，减少辅助用药。

当必须使用哺乳期禁用的药物时，应暂停哺乳，用婴儿配方奶粉代替。

相同成分、作用的药物，若有药膏、吸入、喷雾、点滴等外用剂型则优先使用，以减少因口服或注射而产生的药物作用的全身性分布。

酌情选择一天可以多次服用的药物，其半衰期通常较短，较不易留存体内。服药后两小时内通常为血中浓度的高峰期，可以选择避开此时进行哺乳。

有些药物虽然也能引起婴儿的药物不良反应，但危害不大，通过调整剂量或改变用药时间，比如先哺乳后用药等方法，是可以酌情在医生的指导下慎重使用的。

因此，哺乳的母亲患病后，能少用药的尽量少用，非用不可的药物应在医生的指导下使用，并严密观察婴儿的情况，绝对不可自行购药或用药，以免影响婴儿的身心健康。

5. 中国哺乳期妇女膳食指南

（在《中国居民膳食指南》（2007）一般人群膳食指南 10 条基础上增加）

哺乳期妇女膳食指南增加以下 5 条：

（1）增加鱼、禽、蛋、瘦肉及海产品的摄入。

（2）适当增饮奶类，多喝汤水。

（3）产褥期食物多样，不过量。

（4）忌烟酒，避免喝浓茶或咖啡。

（5）科学活动和锻炼，保持健康体重。

6. 哺乳期妇女平衡膳食宝塔

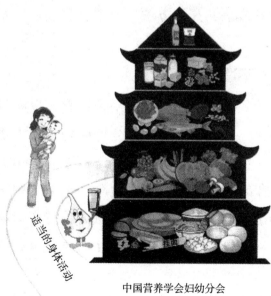

植物油25～30克
盐6克

奶类及奶制品300～500克
大豆类及坚果40～60克

鱼、禽、蛋、肉类
（含动物内脏）200～300克
（其中鱼类、禽类、蛋类各
50克）

蔬菜类300～500克
（绿叶蔬菜占2/3）
水果类200～400克

谷类、薯类及杂豆
350～450克
（杂粮不少于1/5）
适当增加饮水量

适当的身体活动

中国营养学会妇幼分会

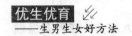
7. 哺乳期妇女应适当增加鱼、禽、蛋、瘦肉及海产品的摄入

动物性食品如鱼、禽、蛋、瘦肉等可提供丰富的优质蛋白质与一些重要的矿物质、维生素，乳母每天应增加总量为 100～150g 的鱼、禽、蛋、瘦肉，其提供的蛋白质应占总蛋白质的 1/3 以上。若增加动物性食品有困难时，可采用多食用大豆类食品以补充优质蛋白质。为预防或纠正缺铁性贫血，应适当多摄入动物肝脏、动物血、瘦肉等含铁丰富的食物。此外，乳母还应多吃一些海产品，对婴儿的生长发育有益。

8. 哺乳期妇女应适当增饮奶类，多喝汤水

奶类不仅含钙量高，且易于吸收利用，是钙的最好食物来源。乳母每日如能饮用 500 毫升牛奶，则可从中得到约 600 毫克的优质钙。若不能或没有条件饮奶的乳母，建议适当多摄入可连骨带壳食用的小鱼、小虾。大豆及其制品、芝麻酱与深绿色蔬菜等也是含钙较丰富的食物。必要时，可在医生的指导下适当补充钙制剂。另外，鱼、禽、畜类等动物性食物宜采用煮或煨的烹调方法，促使乳母多饮汤水，以增加乳汁的分泌量。

9. 产褥期食物宜多样，不过量

产褥期的膳食同样应是多样化食物构成的平衡膳食，以满足营养需要为原则，无需特别禁忌。目前，我国大部分地区均有将大量食物集中在产褥期消费的习惯。在一些地区，乳母在产褥期膳食单调，主要大量进食鸡蛋等动物性食品，其他食品（如蔬菜、水果）则很少选用。要注意纠正这种食物选择与分配不均衡的做法，保持产褥期食物多样、充足而不过量，以利于乳母健康，保证乳汁的质与量和持续进行母乳喂养。

应当注意的是，产褥期也要适量吃蔬菜、水果，但许多地方民间保留着产后不能吃生冷食物的习俗，蔬菜、水果首当其冲。产褥期妇

女不吃蔬菜、水果的习俗不利于身心健康，产褥期每天应保证摄入蔬菜和水果500g以上。此外，产褥期的膳食也要注意粗细粮搭配。

10. 产褥期妇女应忌烟酒，避免喝浓茶和咖啡

若乳母吸烟（包括被动吸烟）、饮酒会危害婴儿健康，浓茶、咖啡也能通过乳汁影响婴儿健康。因此，哺乳期应忌烟酒，避免饮用浓茶和咖啡。

11. 产褥期妇女应适量活动，保持健康体重。

多数妇女产后，体重会较孕前有不同程度的增加。有的妇女分娩后体重居高不下，造成生育性肥胖。研究表明，孕期体重过度增加及产后不能成功减重，是引起女性肥胖的重要原因。因此，哺乳期妇女除注意合理膳食外，还应进行适量运动及做产后健身操，这样不仅利于产妇的机体复原，保持健康体重，还能减少产后并发症的发生。坚持母乳喂养有利于减轻体重，而哺乳期妇女进行适量的运动，也不会影响母乳喂养的效果。

第十部分　喂养宝宝的智慧

1. 中国 0 ~ 6 岁儿童膳食指南

0 ~ 6 月龄婴儿喂养指南

（1）纯母乳喂养。

（2）产后尽早开奶，初乳营养最好。

（3）尽早抱婴儿到户外活动或适当补充维生素 D。

（4）给新生儿和 1 ~ 6 月龄婴儿及时补充适量维生素 K。

（5）不能用纯母乳喂养时，宜首选婴儿配方食品喂养。

（6）定期监测婴儿生长发育状况。

6 ~ 12 月龄婴儿喂养指南

（1）奶类优先，继续母乳喂养。

（2）及时合理添加辅食。

（3）尝试多种多样的食物，膳食少糖、无盐、不加调味品。

（4）逐渐让婴儿自己进食，培养良好的进食行为。

（5）定期监测婴儿生长发育状况。

（6）注意饮食卫生。

1 ~ 3 岁幼儿喂养指南

（1）继续母乳喂养或给予其他乳制品，逐步过渡到食物多样。

（2）选择营养丰富、易消化的食物。

（3）采用适宜的烹调方式，单独加工制作膳食。

（4）在良好的环境下规律进餐，重视良好饮食习惯的培养。

（5）鼓励幼儿多做户外游戏与活动，合理安排零食，避免过瘦或肥胖。

（6）每天足量饮水，少喝含糖高的饮料。

（7）定期监测幼儿生长发育状况。

（8）确保饮食卫生，严格消毒餐具。

学龄前儿童膳食指南

（1）食物多样，谷类为主。

（2）多吃新鲜蔬菜和水果。

（3）经常吃适量的鱼、禽、蛋、瘦肉。

（4）每天饮奶，常吃大豆及其制品。

（5）膳食清淡少盐，正确选择零食，少喝含糖高的饮料。

（6）食量与体力活动要平衡，保证体重正常增长。

（7）不挑食、不偏食，培养良好的饮食习惯。

（8）吃清洁卫生、未变质的食物。

2.0～6月龄婴儿平衡膳食宝塔

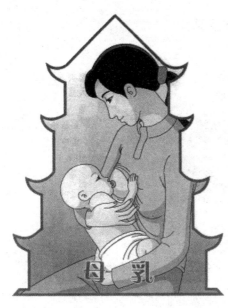

母乳是6个月以内婴儿最理想的天然食品

按需喂奶，每天一般喂奶6～8次以上

可在医生的指导下，使用少量营养补充品，如维生素D或鱼肝油

中国营养学会妇幼分会

3. 6~12 月龄婴儿平衡膳食宝塔

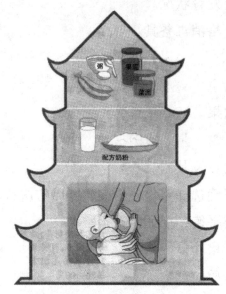

逐渐添加辅助食品，至12月龄时，可达到如下种类和数量：
谷类40~110克
蔬菜类和水果类各25~50克
鸡蛋黄1个或鸡蛋1个
鱼、禽、畜肉25~40克
植物油5~10克

用婴儿配方食品补足母乳的不足（母乳、婴儿配方奶600~800毫升）

继续母乳喂养

中国营养学会妇幼分会

4. 1~3 岁幼儿平衡膳食宝塔

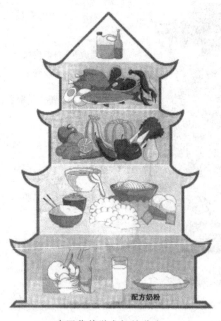

植物油20~25克

蛋类、鱼虾肉、瘦畜禽肉等100克

蔬菜类和水果类各150~200克

谷类100~150克

母乳和奶制品，继续母乳喂养，可持续至2岁；或幼儿配方食品80~100克

中国营养学会妇幼分会

5. 学龄前儿童平衡膳食宝塔

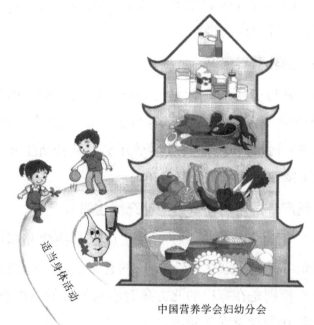

植物油25~30克

奶类及奶制品
300～400克
大豆类及其制
品25克

鱼虾类40～50克
畜禽肉类30～40克
蛋类60克

蔬菜类200～250克
水果类150～300克

谷类180～260克
适量饮水

适当身体活动

中国营养学会妇幼分会

6. 0~6月龄婴儿纯母乳喂养好

母乳是6月龄以内婴儿最理想的天然食品，是任何其他食物所不能替代的。母乳所含的营养物质最齐全，各种营养素之间的比例最合理，含有其他动物乳类不可替代的免疫活性物质，非常适合身体快速生长发育、生理功能尚未完全发育成熟的婴儿食用，且母乳喂养有利于增进母子感情，并可促进母体的复原。同时，母乳喂养经济、安全又方便，不易发生过敏反应。因此，应首选纯母乳喂养婴儿。纯母乳喂养能满足6月龄以内婴儿所需要的全部液体、能量与营养素。

应科学地按需喂奶，每天可以喂奶6~8次以上，应至少坚持纯母乳喂养6个月。从满6月龄开始添加适量辅食，同时应继续给予母乳喂养，最好能到2岁。

提倡坐着喂奶。两侧乳房轮流喂，吸尽一侧再吸另一侧。若一侧乳房奶量已能满足婴儿需要，应将另一例乳汁用吸奶器吸出。喂奶后，不要马上把婴儿平放，应将婴儿竖直抱起，头靠在妈妈肩上，轻拍背部，排出其吞入胃里的空气，以防溢奶。

7. 产后尽早开奶，初乳营养最好

在分娩后 7 天内，乳母分泌的乳汁呈淡黄色，质地黏稠，称为初乳。初乳对婴儿十分珍贵，含有丰富的营养与免疫活性物质。因此，应尽早开奶，在产后 30 分钟即可喂奶，且尽早开奶可减轻新生儿生理性黄疸、生理性体重下降与低血糖的发生。

8. 尽量早抱婴儿到户外适量活动或适当补充维生素 D

因为人乳中维生素 D 的含量较低，所以家长应尽早抱婴儿到户外适当活动，适宜的阳光可促进皮肤中维生素 D 的合成。也可适当补充富含维生素 D 的制剂，特别是在寒冷的北方冬春季与南方的梅雨季节，这种补充对预防维生素 D 的缺乏尤为重要。

早产儿、双胞胎婴儿以及其他可能有维生素 D 缺乏危险的婴儿，需要在专业人员的指导下合理补充维生素 D，切忌自己购买，随意应用。

9. 新生儿和 1~6 月龄婴儿及时补充适量维生素 K

因为母乳中维生素 K 的含量低，为了预防新生儿与 1~6 月龄婴儿因缺乏维生素 K 而出现相关的出血性疾病，应在专业人员的指导下及时合理地补充维生素 K。

孕妇与乳母适当地多食用富含维生素 K 的食物，有助于胎儿与婴儿从母体及母乳中获得更多的维生素 K。富含维生素 K 的食物有酸奶酪、蛋黄、食用红花油、大豆油、鱼肝油、海藻类、绿叶蔬菜。

10. 0~6 月龄婴儿不能用纯母乳喂养时，宜首选婴儿配方食品喂养

由于种种原因不能用纯母乳喂养婴儿时，如乳母患有传染性疾病、精神障碍、乳汁分泌不足或无乳汁分泌等，建议首选适合于 0~6 月龄

婴儿的配方食品（如婴儿配方奶粉）喂养，不宜直接用普通液态奶、成人奶粉、蛋白粉、豆奶粉等喂养婴儿。

婴儿配方食品根据适用对象不同主要分为以下几类：

（1）婴儿配方食品： 适用于 0～12 月龄婴儿食用，作为母乳替代品，其营养成分能满足 0～6 月龄正常婴儿的营养需要。

（2）较大婴儿与幼儿配方食品： 适用于大于 6 月龄的婴儿与幼儿食用，作为他们混合食物中的组成部分。

（3）特殊医学用途配方食品： 适用于生理上有特殊需要或患有代谢性疾病的婴儿，如为早产儿、先天性代谢缺陷儿（如苯丙酮酸尿症）设计的配方食品，为乳糖不耐受儿设计的无乳糖配方食品，为预防及治疗牛乳过敏儿而设计的水解蛋白，或其他不含牛乳蛋白的配方食品等。

11. 0～6 月龄婴儿应定期检测生长发育状况

身长与体重等生长发育指标反映了婴儿的营养状况，可以在家里对婴儿进行定期测量，这种方法简便易行，不仅可以帮助更好地了解婴儿的生长发育速度是否正常，还可以及时提醒父母注意其喂养婴儿的方法是否正确。尤其需要提醒父母注意的是，孩子的生长有其个体特点，生长速度有快有慢，只要孩子的生长发育在正常范围内就不必担心。婴儿的年龄越小，测量的间隔时间应越短，出生后前 6 个月应每半月测量一次，病后恢复期可酌情增加测量次数。

12. 6～12 月龄婴儿宜奶类优先，继续母乳喂养

奶类应是 6～12 月龄婴儿营养的主要来源，建议每天应首先保证 600～800 毫升的奶量，以保证婴儿正常的体格与智力发育。母乳是婴儿的首选最佳食品，建议 6～12 月龄的婴儿继续母乳喂养，若母乳不能满足婴儿需要时，可使用较大婴儿配方食品予以补充。对于不能用母乳喂养的 6～12 月龄婴儿，亦建议选择较大婴儿的配方食品。

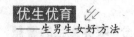

13. 6 ~ 12 月龄婴儿应及时合理添加辅食

从婴儿6月龄开始，需要逐渐给婴儿补充一些非乳类食物，包括果汁、菜汁等液体食物，米粉、果泥、菜泥等半固体食物以及软饭、烂面，切成小块的水果、蔬菜等固体食物，这一类食物就是辅助食品（辅食）。

添加辅食的顺序：首先添加谷类食物（如婴儿营养米粉），其次添加蔬菜汁（泥），然后添加水果汁（泥），最后添加动物性食物。建议动物性食物添加的顺序为：蛋黄泥、鱼泥（剔净骨和刺）、全蛋（如蒸蛋羹）、肝泥、肉末。

辅食添加的原则：每次添加一种新食物，应由少到多、由稀到稠，循序渐进，逐渐增加辅食种类，由液体、半固体食物逐渐过渡到固体食物。建议从6月龄开始添加半固体食物，如米糊、菜泥、果泥、蛋黄泥、鱼泥等。7~9月龄时可由半固体食物逐渐过渡到可咀嚼的软固体食物，如烂面、碎菜、全蛋、肉末。10~12月龄时，大多数婴儿可逐渐转为进食以固体食物为主的膳食。

添加辅食时应注意观察婴儿的消化能力与过敏反应。在添加一种新食物的过程中，如有呕吐、腹泻、"出疹子"等消化不良反应或过敏表现时，可暂缓添加。待症状消失后，再从小量开始试着添加，若仍然不能适应，需暂停食用并咨询专科医生。在婴儿生病时，最好不添加新的辅食。

14. 6 ~ 12 月龄婴儿应尝试多种多样的食物，膳食少糖、无盐、不加调味品

婴儿6月龄后，每餐膳食安排可逐渐开始尝试搭配适量谷类、蔬菜、动物性食物，每天应安排进食一定量的水果。应让婴儿逐渐开始尝试与熟悉多种多样的食物，尤其是蔬菜类，可逐渐过渡到除奶类以外由其他食物组成的单独餐。随着月龄的增加，也应依据婴儿需要，增加食物的品种与数量，酌情调整进餐次数，可逐渐增加到每天三餐

（不包括乳类进餐次数）。限制果汁摄入量，以免影响进食量。制作辅助食品时应尽可能少糖、不加盐、不加调味品，但可添加少量食用油。

15. 渐让6～12月龄婴儿自己进食，培养良好的进食行为

建议用小勺给婴儿喂食物，对于7～8月龄的婴儿，应允许其自己用手握或抓食物吃，到10～12月龄时应鼓励婴儿自己用勺进食，这样可以锻炼婴儿的手眼协调功能，促进其精细动作的健康发展。良好的饮食习惯应从婴儿时期开始培养。

尽力营造安静舒适的进餐环境，不要让婴儿边吃边玩玩具，也不要边看电视或者边讲故事边喂饭，更不要追着孩子喂饭，尽力让婴儿全身心地投入到进食过程中。

16. 应定期监测6～12月龄婴儿生长发育状况

身长与体重等生长发育指标，反映了婴儿的营养状况以及喂养是否得当，6～12月龄婴儿仍需定期进行体格测量。

17. 6～12月龄婴儿应注意饮食卫生

应选择新鲜卫生的食物原料，膳食制作与进餐环境要卫生，餐具要彻底清洗消毒，食物应合理储存以防腐败变质，切忌病从口入，预防食物中毒。给婴儿的辅助食品应根据需要现制作现食用，剩下的食物不宜存放。

18. 1～3岁幼儿宜继续母乳喂养或给予其他乳制品，逐步过渡到食物多样

母乳喂养直到2岁（24月龄）为好。对于没有用母乳喂养或已经断奶的婴儿，每日应给予不少于或相当于350毫升液体奶的幼儿配方奶粉，但是不宜直接喂食普通液态奶、豆奶、成人奶粉或大豆蛋白粉等，建议首选适当的幼儿配方奶粉，或者给予强化铁、维生素A等多种微量营养素的幼儿配方食品。若因条件所限，不能采用幼儿配方奶粉者，可将液态奶稀释，或用淀粉、蔗糖类食物调制，喂给幼儿。没

有条件饮用奶制品者，可用 100 克左右的鸡蛋（约 2 个）经适当加工来代替，如蒸鸡蛋羹等。若幼儿不能摄入适量的奶制品，则需要通过其他途径补充优质蛋白质与钙质。

当幼儿满 2 岁时，应逐渐停止母乳喂养，但是每日应继续提供适量幼儿配方奶粉或其他乳制品。同时，应根据幼儿的牙齿发育情况，适时增加适量细、软、碎、烂的食物，种类不断丰富，数量不断增加，逐渐过渡到食物多样化。

19. 1~3 岁幼儿宜选择营养丰富、易消化的食物

幼儿食物的选择应遵循营养全面丰富、易消化的原则，应充分考虑满足能量需要，增加适量优质蛋白质的摄入，以保证幼儿生长发育的需要。增加适量铁质的供应，以避免铁缺乏与缺铁性贫血的发生。鱼类脂肪有利于儿童的神经系统发育，可适当多选用鱼虾类食物，特别是海鱼类。对于 1～3 岁幼儿，应每月选用猪肝75g（1.5 两），或鸡肝50g（1 两），或羊肝25g（0.5 两），做成肝泥，分次食用，以增加维生素 A 的摄入量。应特别提醒的是，不宜给幼儿直接食用坚硬的食物、易误吸入气管的硬壳果类（如花生米）、腌腊食品与油炸类食品。

20. 1～3 岁幼儿宜采用适宜的烹调方式，单独加工制作膳食

幼儿膳食应专门单独加工、烹制，并选用适合的烹调方式与加工方法。应将食物切碎煮烂，以易于幼儿咀嚼、吞咽与消化，尤其要注意完全去除皮、骨、刺、核等。大豆、花生米等硬果类食物，应先磨碎，制成泥糊浆等进食。在烹调方式上，宜采用蒸、煮、炖、煨等方式，不宜采用油炸、烤、烙等方式。口味以清淡为好，不应过咸，更不宜食辛辣刺激性食物，最好不用含味精或鸡精、色素、糖精的调味品。要注重花样品种的交替更换，以利于保持幼儿对进食的兴趣与合理膳食。

21. 1~3 岁幼儿宜在良好的环境下规律进餐，重视良好饮食习惯的培养

幼儿饮食要一日 5~6 餐，即一天进食主餐三次，上下午两主餐之间各安排以奶类、水果与其他稀软面食为内容的加餐，晚饭后也可酌情加餐或加食零食，但睡前应忌食甜食，以预防龋齿。

要重视幼儿饮食习惯的培养，饮食安排上要逐渐做到定时、适量，有规律地进餐，不随意改变幼儿的进餐时间与进餐量；鼓励与安排较大幼儿与全家人一同进餐，以利于幼儿日后能更好地接受家庭膳食；尽力培养孩子集中精力进食，暂停其他活动；家长应以身作则，用良好的饮食习惯影响幼儿，避免幼儿出现偏食、挑食的不良习惯。

尽力创造良好的进餐环境，进餐场所要安静愉悦，餐桌椅、餐具可适当儿童化，鼓励、引导与教育儿童使用匙、筷等自主进餐。

22. 鼓励 1~3 岁幼儿多做户外游戏与活动，合理安排零食，避免过瘦或肥胖

奶类与普通食物中维生素 D 的含量十分有限，幼儿单纯依靠普通膳食难以满足维生素 D 的需要量，适宜的日光照射可促进儿童皮肤中维生素 D 的形成，对膳食钙的吸收与儿童骨骼的发育具有重要意义。每日安排幼儿进行 1~2 小时的户外游戏与适量活动，既可接受日光照射，促进皮肤中维生素 D 的形成与钙质的吸收，又可以通过适量身体活动实现对幼儿体能、智能的锻炼培养与维持能量平衡。

科学地选择零食品种，合理安排进食时间，既可增加儿童对进食的兴趣，又有利于能量的合理补充，还可以避免影响主餐食欲与进食量。零食应以水果、乳制品等营养丰富的食物为主，给予零食的数量与时机应以不影响幼儿主餐食欲为宜。应控制纯能量类零食的食用量，如糖果、甜饮料等含糖高的食物以及果冻，尤其不要让幼儿食用"洋快餐"，一定要远离洋快餐。鼓励儿童参加适当的活动与游戏，有利于维持儿童的能量平衡，尽力使儿童保持合理的体重增长，避免儿童瘦

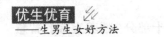

弱、超重与肥胖。

23. 1~3 岁幼儿应每天足量饮水，少喝含糖高的饮料

水是人体必需的营养素，是人体结构、代谢与功能所必需的成分。小儿的新陈代谢相对高于成人，对能量与各种营养素的需要量也相对更多，对水的需要量也更高。1~3 岁幼儿每日每千克体重约需水 125 毫升，全日总需水量为 1250~2000 毫升。幼儿需要的水，除来自营养素在体内代谢生成的水和摄入的食物所含的水分（尤其是奶类、汤汁类食物含水较多）外，大约有一半的水需要通过直接饮水来满足，一般每日应饮水 600~1000 毫升。幼儿的最好饮料是白开水（温度适宜），目前市场上许多含糖饮料与碳酸饮料含有葡萄糖、碳酸、磷酸、咖啡因等物质，过多地饮用这些饮料，不仅会影响孩子的食欲，使儿童容易发生龋齿，而且还会造成能量摄入过多，从而造成肥胖或营养不良等问题，不利于儿童的生长发育。因此，最好不喝饮料，最好的饮料是白开水。

24. 定期监测 1~3 岁幼儿生长发育状况

身长与体重等生长发育指标可反映幼儿的营养状况，可以在家里对幼儿进行定期的测量，1~3 岁幼儿应每 2~3 个月测量 1 次。

25. 确保 1~3 岁幼儿饮食卫生，严格餐具消毒

1~3 岁幼儿饮食应选择清洁、未变质的食物原料，不吃隔夜饭菜与不洁、变质的食物，选用半成品或者熟食时，应彻底加热后再食用。幼儿餐具应彻底清洗与加热消毒，且儿童的看护人也应注意个人卫生。培养幼儿养成饭前便后洗手等良好的卫生习惯，以减少肠道细菌、病毒以及寄生虫感染的机会，把好病从口入关。

建议婴幼儿餐具采用热力消毒：将餐具浸入水中煮沸 10 分钟，或者把餐具放到蒸具内，将水烧开后，隔水蒸 10 分钟，可达到消毒的目的。应选择耐热无毒材料制成的婴幼儿餐具，以便热力消毒，不提倡

使用消毒剂消毒婴幼儿的餐具。

26. 学龄前儿童应食物多样化，谷类为主

学龄前儿童正处在生长发育的重要阶段，新陈代谢旺盛，对各种营养素的需要量相对高于成人，合理营养不仅能保证其正常生长发育，也可为其成年后的身心健康打下良好的基础。人类的食物虽多种多样化，各种食物所含的营养成分不完全相同，但任何一种天然食物均不能提供人体所必需的全部营养素。儿童的膳食必须是由多种食物组成的平衡膳食，才能满足其对各种营养素的需要，因此提倡食物多样化，以谷类为主。

谷类食物是人体能量的主要来源，也是我国传统膳食的主体，可为儿童提供碳水化合物、蛋白质、膳食纤维与 B 族维生素等。学龄前儿童的膳食也应该以谷类食物为主体，并注意粗细粮的合理搭配，荤素搭配。

27. 学龄前儿童应多吃新鲜蔬菜和水果

应鼓励学龄前儿童适当多吃新鲜蔬菜与水果，不要用果汁代替水果，因在制作果汁的同时，许多营养成分已经被破坏，且蔬菜与水果所含的营养成分并不完全相同，不能相互替代。在制备儿童膳食时，应注意将蔬菜切小切细以利于儿童咀嚼与吞咽，同时还要注重蔬菜水果的品种、颜色与口味的变化，以激励儿童多吃蔬菜水果的兴趣。

28. 学龄前儿童应经常吃适量的鱼、禽、蛋、瘦肉

鱼、禽、蛋、瘦肉等动物性食物是优质蛋白质、维生素 A、维生素 D、铁、锌等矿物质，以及长链多不饱和脂肪酸的良好来源。儿童的每日膳食中均应安排适量的动物性食物，建议多采用煮、蒸、炖、烧、煨等烹调方法，尽量不用腌制、烧烤、油炸等方法加工这些动物性食物。动物性食物含脂肪与能量均很高，因此，应合理膳食。

29. 学龄前儿童应每天饮奶，常吃大豆及其制品

奶类营养成分齐全、易于消化吸收、营养价值很高，是优质蛋白

质与钙的最佳来源，维生素 A、维生素 B 的含量也非常丰富。学龄前儿童生长发育迅速，蛋白质与钙的需要量高，奶与奶制品是满足这些营养需求的最理想食物，应尽力鼓励学龄前儿童每日饮适量的奶，最好每天饮用 300 ~ 400 毫升的鲜牛奶、酸奶或者相当量的奶粉等。大豆也是蛋白质的良好来源，还富含不饱和脂肪酸、钙及烟酸等，建议常吃适量大豆及其制品。

30. 学龄前儿童宜膳食清淡少盐，正确选择零食，少喝含糖高的饮料

学龄前儿童的食物烹调加工时，应尽量保持食物的原汁原味，清淡、少盐、少油脂，少用辛辣刺激性调味品，从小让孩子养成对食物天然味道的喜爱，有利于避免偏食与挑食。正确认识与合理选择零食，注意零食的品种、数量与进食时机。儿童零食最好选用乳制品、新鲜水果、蛋类及坚果类食品等，尽量少选用油炸食品、膨化食品、糖果、甜点等。给儿童的零食的量应以不影响正餐为宜，正餐前一小时与睡前半小时内不宜吃零食。儿童饮料应首选白开水，白开水是最好的饮料，一般每日饮水量为 1000 ~ 1500 毫升。

吃零食前要洗手，吃完零食要漱口，切忌病从口入。

31. 学龄前儿童食量与体力活动要平衡，保证体重正常增长

适当控制进食量与适当增加体力活动是控制体重的最好方法。食物为人体提供能量，而体力活动与锻炼则消耗能量。若进食量过大而活动量不足，则多余能量就会在体内以脂肪的形式沉积，使体重增加，久之造成肥胖；相反，若长期食量不足、活动量又过大，则会由于能量不足而引起消瘦，造成活动能力与注意力下降。因此，儿童需要尽量保持食量与能量消耗之间的平衡。消瘦的儿童应适当增加食物与油脂的摄入，以维持正常生长发育的需要和适宜的体重增长；肥胖的儿童应适当控制总进食量与高油脂食物的摄入量，适当增加运动强度及持续时间，在保证营养素充足供应的前提下，适当控制体重的过度增长。

32. 学龄前儿童应培养不挑食、不偏食，养成良好的饮食习惯

学龄前儿童开始具有一定的独立性活动，模仿能力强，兴趣增加，易出现饮食无规律、吃零食过多、食物过量等情况。当受冷或受热、患病或情绪不安定时，易影响消化功能，可能造成厌食、偏食等不良饮食习惯。从小的饮食习惯，直接影响发育到成人之后的饮食习惯，从小偏食，尤其偏爱吃洋快餐，则体质极易肥胖，从小肥胖到长大之后体重难以控制，因此，要特别注意培养儿童良好的饮食习惯，不挑食、不偏食。

33. 学龄前儿童应吃清洁卫生、未变质的食物

注意儿童的进餐卫生，包括进餐环境、餐具与供餐者的健康与卫生状况。集体用餐的幼儿园要提倡分餐制，以减少疾病传染的机会。不要食用或者饮用生的（未经高温消毒的）牛奶与未煮熟的豆浆，不要吃生鸡蛋与未熟的肉类加工食品，不吃被污染、变质与不卫生的食物。

34. 母乳喂养好

母乳是新生儿是最理想的天然食品，具有其他代乳品不可替代的优势，母乳喂养最大的益处是可以全面满足孩子生长的需要。

（1）母乳营养丰富而全面

母乳中钙磷比例适宜（2:1），有利于新生儿钙的吸收。母乳中含有较多的脂肪酸、乳糖、矿物质与微量元素等，脂中所含的卵磷脂与鞘磷脂较多，在初乳中微量元素锌较高，这些有利于促进小儿生长发育，为预防佝偻病打下了物质基础，可贵的是母乳可以全面满足孩子生长的需要。

（2）母乳是婴儿最理想的天然生理食品

从蛋白分子结构看，母乳喂养婴儿，不易造成过敏反应，而在牛奶中含有人体所不适应的异性蛋白，这种物质可以通过肠道黏膜被人

体吸收，造成过敏。因此，有的婴儿喝了牛奶以后，发生变态反应，造成肠道少量出血、婴儿湿疹等现象。

（3）母乳中含有各种免疫物质

在母乳中含有各种免疫球蛋白，IgA、IgG、IgM、IgE 等等，这些物质能增强小儿的抗病能力。尤其是初乳，其中含有多种抗病的抗体与免疫细胞，这是牛乳中缺少的。

（4）母乳有助于营养吸收

母乳中的脂肪球小，且含有多种消化酶，小儿在吸吮过程中，舌咽分泌的一种舌酯酶，有利于对脂肪的消化。母乳的缓冲力小，对胃酸的中和作用弱，有助于营养物质的演化吸收。

（5）母乳喂养方便卫生

母乳中几乎没有细菌，直接喂哺不易污染，温度合适，吸吮速度及食量可随小儿需要增减，既方便又经济。

（6）母乳喂养可增进感情

母亲喂养婴儿时对婴儿的照顾、抚摸、拥抱、对视、逗引，以及与母亲的胸部、乳房、手臂等身体的接触，均是对婴儿的良好刺激，这样婴儿会感到心情愉快，有利于婴儿身心健康。

（7）母乳喂养有助泌乳量

婴儿的吸吮也会使母亲的泌乳量增大，同时对母亲的子宫收缩、产后恢复也是极有好处的。

（8）不容忽视初乳

初乳指的是产妇在产后 7 天内分泌的乳汁。初乳多呈黄白色，且清淡。在最初的三天内，乳房中的初乳是很少的，每次的量大约只有 2～20毫升。随着宝宝月龄的增大，母乳的分泌量会逐渐增加。初乳具有极高营养与免疫的双重作用，妈妈一定要珍惜自己的初乳，尽可能不要错过给宝宝喂养初乳的最佳时机。

35. 把握好母乳喂养的最佳时机

从临床来看，分娩后越早让新生宝宝吸吮乳汁的母亲，母乳分泌情况也越好。这是因为，尽管产后雌激素水平的下降与垂体催乳素的升高是乳汁分泌的基础，但乳汁分泌更主要是依靠新生宝宝的吸吮刺激，刺激越多越早，乳汁的分泌量也会随之逐渐增加。

对于剖腹产的妈妈，新生宝宝可能会因为麻醉药而昏昏欲睡，对马上吃奶没什么兴趣。这时候，妈妈不要只是等待，应抓住新生宝宝稍微清醒的片刻时间，把乳头送进宝宝的口中，让他吸奶，因为哺乳会让新生宝宝快些醒来，对新生宝宝的生长发育也有利。

一般情况下，建议产后半小时内开始哺乳。此时，乳房内乳汁量很少，但通过新生宝宝的吸吮，一方面可使乳头传来的感觉信号达到下丘脑，促使垂体释放泌乳激素，另一方面也能反射性刺激垂体释放催乳素，使乳房泌乳。但应注意的是，每次哺乳时间不超过15分钟，两侧乳房轮流喂养，宝宝没有吸完的，用吸奶器将其完全吸空，这些均是保证最大泌乳量的重要因素。

36. 什么情况下应避免母乳喂养宝宝

（1）生气时不宜喂奶

美国生理学家爱尔马的实验显示，人生气时在体内可产生毒素，此种毒素可使水变成紫色，且有沉淀。因此，切忌在生气时或刚生完气就喂奶，以免宝宝吸入带有"毒素的乳汁"而影响身心健康。

（2）切忌喂奶时逗笑宝宝

宝宝吃奶时若因逗引而发笑，可使喉部打开，吸入的奶汁可能误入气管，轻者呛奶，重者可诱发吸入性肺炎。

（3）不宜躺着喂奶

宝宝的胃呈水平位置，躺喂易导致宝宝吐奶。正确之举是妈妈取坐位或中坐位，将一只脚踩在小凳上，抱好宝宝，另一只手以拇指与食指轻轻夹着乳头喂哺，以防乳头堵住宝宝鼻孔或因奶汁太急导致婴儿呛咳、吐奶。

（4）剧烈运动后不宜立即喂奶

人在剧烈运动中体内会产生乳酸，乳酸潴留于血液中使乳汁变味，宝宝不爱吃。据测试，一般中等强度以上的运动即可产生此状，故肩负喂奶重任的妈妈，只宜从事一些温和运动，运动结束后先休息一会再喂奶。

（5）不宜常穿化纤内衣喂奶

化纤内衣的最大危害，在于其纤维可脱落而堵塞乳腺管，造成无奶的恶果，这是日本东京公立女子大学泉谷川教授研究发现的。他研究了部分无奶母亲，从其乳汁中找到了大量的茧丝状物，这些茧丝状物是因乳房在内衣或乳罩内做圆周运动时脱落而侵入乳腺管的。因此，哺乳期妇女暂时不要穿化纤内衣，也不要佩戴化纤类乳罩，以棉类制品为佳。

（6）不宜在喂奶期盲目减肥

产后大多肥胖，不少女性急着减肥而过度限吃脂肪类食物，但脂肪乃是乳汁中的重要组成成分，一旦来自食物中的脂肪减少，人体就会动用储存脂肪来产奶，而储存脂肪多含有对宝宝健康不利的物质。因此，为宝宝的安全起见，等到断奶以后再减肥也不迟，单吃脂肪类食物也不能过量，应合理膳食或科学减肥。

（7）不宜穿工作服喂奶

在实验室工作的妈妈，穿着工作服喂奶会给宝宝招来麻烦，因为工作服上往往粘有很多肉眼看不见的病毒、细菌等。因此，哺乳期妇女无论怎么忙，也应先脱下工作服，洗净双手后再喂奶。

主要参考文献

1. 程士德等．内经讲义．上海：上海科学技术出版社，1984

2. 何清湖等编．中华医书集成．北京：中医古籍出版社，1999

3. 王洪图主编．皇帝内经素问白话解［M］．北京：人民卫生出版社，2004

4. 王洪图主编．皇帝内经灵枢白话解［M］．北京：人民卫生出版社，2004

5. 田代华，刘更生整理．灵枢经［M］．北京：人民卫生出版社，2005

6. 庞保珍编著．健康长寿学［M］．聊城：聊城市新闻出版局，2005

7. 田代华整理．皇帝内经素问［M］．北京：人民卫生出版社，2005

8. 翟双庆，王长宇．王洪图内经临证发挥［M］．北京：人民卫生出版社，2006

9. （日）杉山四郎著；主妇之友译．生男生女可以自己决定吗．2版［M］．天津：天津科技翻译出版公司，2007（2008.3重印）

10. 王艳琴主编．幸福新起点．第3集．生男生女全面指导［M］．北京：中国戏剧出版社，2008

11. 山东中医学院，河北医学院校释．黄帝内经素问校释（上册）（第二版）［M］．北京：人民卫生出版社，2009

12. 山东中医学院，河北医学院校释．黄帝内经素问校释（下册）（第二版）［M］．北京：人民卫生出版社，2009

13. 河北医学院校释．灵枢经校释（第二版）［M］．北京：人民卫生出版社，2009

14. 陈可冀，李春生主编．中国宫廷医学［M］．北京：中国青年出版社，2009

15. 张印生，韩学杰主编．孙思邈医学全书［M］．北京：中国中医药出版社，2009

16. 中国营养学会妇幼分会编著．中国孕期、哺乳期妇女和0～6岁儿童膳食指南（简要本）［M］．北京：人民卫生出版社，2010.

17. 《生活坊》编委会编．生男生女有诀窍［M］．上海：上海科学普及出版社，2010

18. 崔钟雷主编．生男生女靠自己［M］．哈尔滨：哈尔滨出版社，2010

19. 王艳琴主编．优生优育：生男生女300问［M］．北京：中医古籍出版社，2010

20. 吴利平，李艳秀编著．生男生女一点通，第二版［M］．北京：中医古籍出版社，2011

21. 林洪波主编．生儿育女早知道［M］．二版．哈尔滨：哈尔滨出版社，2011

22. 庞保珍编著．不孕不育名方精选［M］．北京：人民军医出版社，2011

23. 庞保珍编著．性功能障碍防治精华［M］．北京：人民军医出版社，2012.

24. 庞保珍主编．饮食养生之道［M］．北京：中医古籍出版社，2012

25. 庞保珍主编．男性健康之道［M］．北京：中医古籍出版社，2012

26. 庞保珍主编．放松心情之道［M］．北京：中医古籍出版社，2012

27. 李淑玲，庞保珍主编．中西医临床生殖医学［M］．北京：中医古籍出版社，2013

28. 曹开镛，庞保珍主编．中医男科病证诊断与疗效评价标准［M］．北京：人民卫生出版社，2013

29. 左伋主编. 医学遗传学［M］. 第 6 版. 北京：人民卫生出版社，2013

30. （美）兰德隆. 谢特尔兹，（美）大卫. 罗威克著；栾晓森译. 随心所孕：生男生女自己定［M］. 北京：北京科学技术出版社，2014

31. 庞保珍，庞清洋. 战胜不孕不育的智慧［M］. 北京：中医古籍出版社，2015.

32. 庞保珍. 生活起居中的健康科学——远离癌症、糖尿病、心脑血管疾病［M］. 北京：人民卫生出版社，2016.

33. 庞保珍. 不孕不育治疗名方验方［M］. 北京：人民卫生出版社，2015